U0014058

陳永燦◎主編

許琳、王恒蒼、吳娟娟、袁玉霞、黃露寧◎編著

常喝100種傳統藥草茶，喝出免疫力與自癒力

防病
TEA

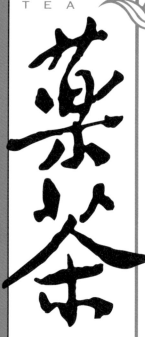

藥茶

前
言

　　中醫藥學是我國傳統的醫學科學，也是中華經典文化的組成部分。我們要借古鑒今，守正出新，使中醫藥健康養生文化與現代社會生產生活相協調，將其以人們喜聞樂見、易於接受、廣泛參與的形式，轉化為民眾的健康行為和生活方式。推動中醫藥健康養生文化的創造性轉化、創新性發展，重在實踐和養成相結合，達到外化中醫健康養生理念於行、內化中華優秀文化價值於心的效果。

　　自古以來，中國人對於美食就有一種特殊情懷，如宋代大文豪蘇東坡寫下了諸如「雪沫乳花浮午盞，蓼茸蒿筍試春盤。人間有味是清歡」等稱讚美食的千古名詞。如何能夠使美食與健康兩相兼得呢？食養本草的出現給美食帶來了一次華麗的蛻變，如蘇東坡尋得「茯苓餅」的配方並製作食之：「茯苓去皮，搗羅，入少白蜜，為麨，雜胡麻食之，甚美。如此服食已多日，氣力不衰，而痔漸退。」既飽了口腹之欲，又能夠益氣力，退痔疾。又如元代飲膳太醫忽思慧「於本草內選無毒、無相反、可久食補益藥物，與飲食相宜，調和五味。及每日所造珍品，御膳必須精製」，使得本草膳食登上大

雅之堂，專供皇家食用。而現在，隨著人們生活水準的不斷提高，人們對美好生活的需求越來越高，期望吃得有品位、吃得更健康，本草膳食便可以滿足人們的這種需求。

中醫藥學十分重視飲食調養與健康長壽的關係，唐代著名醫學家孫思邈十分重視食養食療，他在《備急千金要方》裡寫道：「食能排邪而安臟腑，悅神爽志以資血氣。若能用食平屙，釋情遣疾者，可謂良工。」清代著名養生家曹廷棟言」、「以方藥治已病，不若以起居飲食調攝於未病」。運用食物與本草藥物配伍製成膳食，可以達到養生保健、祛病延年的目的。這些膳食將食養本草融入其中，便具有中醫簡、便、廉、驗的特色，還具備食品色、香、味、形的特點，它沒有想像中藥物的苦澀與克戕，只有獨一份的清香與滋補，既增進人體健康，又令人回味無窮。

書中所選食養本草的基本，是「按照傳統既是食品又是中藥材」的藥食兩用中藥，根據其不同的特性，選取作為藥茶的主藥，共選取五十種常用的食養本草。通過挖掘本草書籍中有關食養本草的記載及古代先賢養生保健實踐的經驗等，追本溯源，傳承發展，充分展示食養本草的傳統養生防病精華。

本書目錄仿照《本草綱目》的編次方式，分為草部、花部、果部、菜部等類別。書中每一種食養本草均以古代詩文為引，鑒賞詩詞，體悟食養本草形意之美；其次進行中醫養生功效解讀；最後介紹本草藥茶的製作方法。希望大家在學習中醫食養知識，更好更

快地掌握本草食養方法的同時，接受中華經典文化的薰陶，在鑑賞古詩中認識本草，在品味藥茶中實踐養生，既可以享受健康快樂，又能夠提升生活品質。需要特別指出的是，書中的本草食養藥茶是食品，它們有助調節陰陽偏頗，優化心身狀態，改善人群體質，對頤養健身有積極作用，但不能替代藥品治療疾病。

本書由浙江省立同德醫院、浙江省中醫藥研究院陳永燦名老中醫專家傳承工作室團隊通力合作，編著而成。書中所收載的本草、食材均為尋常之品，容易置備，方便操作，所展示的藥茶圖片也是團隊成員拍攝的原創作品（除署名外），力求切合實用，開卷有益。「紙上得來終覺淺，絕知此事要躬行」，我們將繼續做中醫藥知識普及和中醫藥文化傳播的踐行者，把中醫藥健康送進更多家庭，造福更廣人群。

陳永燦

2019 年 2 月 19 日

於杭州西子湖畔

編輯推薦

　　唐代詩人張籍曾寫過，「多病逢迎少，閒居又一年。藥看辰日合，茶過卯時煎。」茶與中草藥，自古以來就有一種密不可分的關係。

　　我國現存最早的藥物學專著《神農本草經》記載：「神農嘗百草，日遇七十二毒，得茶而解之。」以後歷代醫藥學著作均有茶劑的記載。唐宋時期，茶療的理論基本形成，《外台秘要》中有「代茶飲方」的記載。

　　宋代茶療法的應用範圍逐漸擴大，各種醫藥專著收載的茶療方也比較多，尤其是由朝廷組織編撰的《太平聖惠方》等都有專章介紹「藥茶」，「藥茶」一詞首次載於醫書。

　　隨著中醫藥文化的不斷推進，喜愛品飲藥茶的人越來越多，本書介紹了一百種藥茶的製作方法及功效，皆由常見藥材製作而成，且製作工序簡便。

　　來加入我們的讀者群吧！來親身體驗、分享中醫藥文化的精緻與美好。

《 草 · 部 》

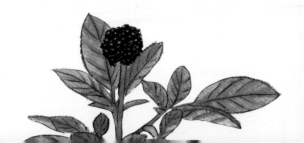

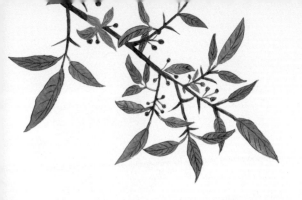

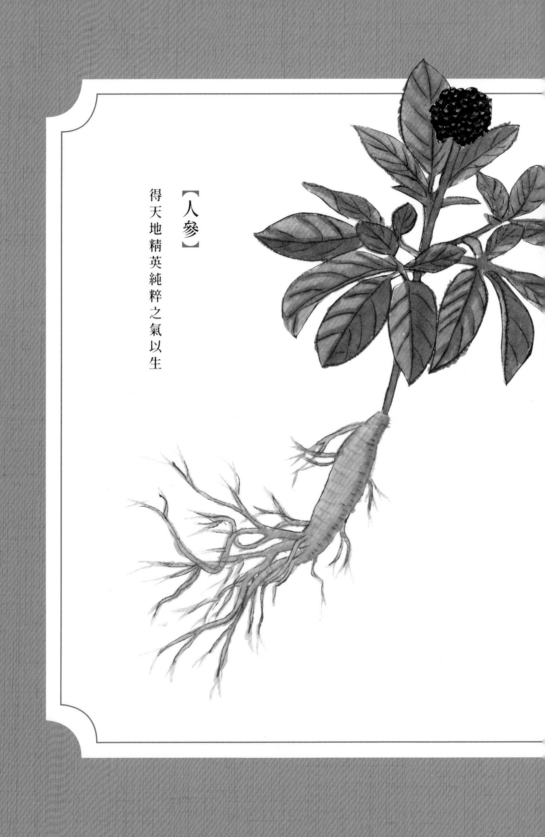

【人參】

得天地精英純粹之氣以生

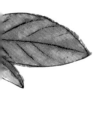

草
· GRASS ·
部

甘草

詩 詞 裡 的 藥 草

五 月 五 日 天 中 節 ， 百 草 頭 上 看 生 殺 。
甘 草 黃 連 自 苦 甜 ， 人 參 附 子 分 寒 熱 。
薰 蕕 難 昧 雙 垂 爪 ， 滋 味 那 瞞 初 僞 月 。
圓 明 瞭 知 心 念 聞 ， 摩 訶 迦 葉 能 分 別 。

—— 宋 · 釋 正 覺《偈 頌 二 百 零 五 首》

味道甘美異常。

可以補脾益氣、清熱解毒、祛痰止咳、緩急止痛

農曆五月初五端午節之後,可以通過各種花草的生長情況洞悉自然界萌生凋落、昭蘇伏蟄、陰陽消長的規律。甘草味甜,黃連味苦,人參性微涼,附子性大熱,這是它們不同的生長環境導致的。是香草還是臭草,都瞞不過鼻子(雙垂爪)和嘴巴(初偃月)。佛陀弟子摩訶迦葉能明辨,內心的平靜和寬廣猶如明鏡。這裡提到甘草味甜,正如其名,它可以入藥亦可以入饌,甘美異常。

甘草入藥歷史已久,早在兩千多年前,《神農本草經》將其稱為「美草」,列為藥之上品,南北朝醫學家

◀ 註釋 ① 摩訶迦葉:ㄇㄛˊ ㄏㄜ ㄐㄧㄚ ㄕㄜˋ,釋迦牟尼佛十大弟子之一。

陶弘景將甘草尊為「國老」，即「帝師」之稱。甘草味甘，性平，具有補脾益氣、清熱解毒、祛痰止咳、緩急止痛、調和諸藥的功效，用於脾胃虛弱，倦怠乏力，心悸氣短，咳嗽痰多，脘腹（指上腹部）、四肢攣急疼痛（指肌肉緊張和抽痛），癰腫瘡毒（指膿瘡），能緩解藥物毒性、烈性等。《本草綱目》中記載「諸藥中甘草為君」。

現代研究發現甘草有類似腎上腺皮質激素的作用，對組織胺引起的胃酸分泌過多有抑制作用，緩解胃腸平滑肌痙攣；甘草黃酮、甘草浸膏及甘草次酸均有明顯的鎮咳、祛痰作用；甘草還能抗炎，抗過敏，保護咽喉和氣管黏膜；甘草所含的甘草次酸能阻斷致癌物誘發腫瘤生長。

甘草龍井茶

適合咽喉腫痛、納呆食少、咳嗽咳痰的人群飲用。

材料／　甘草 3 克，龍井茶 3 克。

做法／　先將甘草放入瓷杯中，用開水沖洗，將水倒掉，然後加入龍井茶，再次注入適量開水沖泡，靜待 5 分鐘，即可品飲。

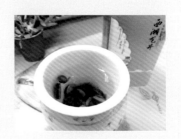

功效／　本藥茶具有和中緩急、潤肺解毒的功效。

甘麥大棗茶

適合精神恍惚、悲傷欲哭不能自主、心中煩亂、睡眠不安的人群飲用。

材料／　甘草 3 克，小麥 3 克，大棗 3 枚。

做法／　將甘草、小麥、大棗洗淨，大棗去核，切絲，小麥敲碎，與甘草一起放入壺中，沖入開水，加蓋悶 10 分鐘，即可品飲。

功效／　本藥茶具有養心安神、和中緩急的功效。

黃耆

夜眠不穩憂為池，今年閏早春氣遲。
牆根隙地稍可埤，初植防風種黃耆。
萊州石鼎青琉璃，地爐宿火風鳴枝。
對君長語清未疲，外輕內順生理宜。

—— 宋·晁補之《題李偶推官頤齋》

為保健防病的常備藥。有保肝、利尿、抗衰老、防止精神緊張、降壓、抗菌、增強免疫功能的效果

本詩中講到：晚上睡覺的時候因為擔心冷凍的池水不能使用而徹夜不眠，因為今年是閏年，立春較早，但是春天溫暖和煦的氣息反而姍姍來遲。牆根下空著的那塊田可以稍稍開墾增種一些藥草，第一次可以播種防風和黃耆這兩味常用的中藥，以備不時之需。看著院中萊州所產的石鼎和青色的琉璃瓦，它們都是用黑色而堅硬的土經過徹夜不熄的火燒製而成，仿佛還能夠聽到那浴火的枝條發出的風鳴之聲。我不知疲倦地用這些單純的言語勸說你，想讓你知道，身邊的環境輕鬆了，體內的氣機順暢了，才符合養生之理。

由此可見，詩人自種的黃耆是平時用於保健防病的常備藥，並且強調情志調節對養生的重要性。

　　民間流傳著「常喝黃耆湯，防病保健康」的順口溜，經常用黃耆煎湯或泡水代茶飲，具有良好的防病保健作用。中醫學認為，黃耆性溫，味甘，具有補氣固表、托毒排膿、利尿、生肌等作用，適用於氣虛乏力、久瀉脫肛、自汗、水腫、子宮脫垂、瘡口久不癒合等症。《本草經疏》記載黃耆：「功能實表，有表邪者勿用；能助氣，氣實者勿用；能內塞，補不足，胸膈氣閉，腸胃有積滯者勿用；能補陽，陽盛陰虛者忌之；上焦熱盛，下焦虛寒者忌之；病人多怒，肝氣不和者勿服；痘瘡血分熱甚者禁用。」提到了服用黃耆的諸多禁忌，在使用時應當留意。

　　現代醫學研究表明，黃耆有增強機體免疫功能、保肝、利尿、抗衰老、抗應激（指防止精神緊張）、降壓和較廣泛的抗菌作用。

黃耆紅棗茶

適合有脾虛食少、面色萎黃、神疲乏力、氣短汗出等症狀的人群飲用。

材料／ 黃耆片 9 片，紅棗 3 枚。

做法／ 紅棗洗淨，去核，切絲，與黃耆片放入壺中，沖入適量開水，加蓋悶 5 分鐘，即可品飲。

功效／ 本藥茶具有補氣升陽、固表止汗、健脾養血的功效。

草部 ◆ 019

黃耆杞菊茶

適合氣虛乏力、面色萎黃、口渴內熱、眼目昏花、頭痛失眠的人群飲用。

材料／ 黃耆片 9 片，枸杞子 9 粒，菊花 6 朵。

做法／ 將上述材料放入茶壺中，沖入適量開水，加蓋悶 5 分鐘，即可品飲。

功效／ 本藥茶具有補氣固表、養陰益精、平肝明目的功效。

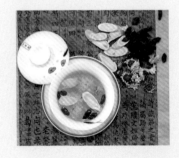

GRASS

/

03

人 參

詩 詞 裡 的 藥 草

上黨天下脊，遼東真井底。玄泉傾海腴，白露灑天醴。
靈苗此孕毓，肩肢或具體。移根到羅浮，越水灌清泚。
地殊風雨隔，臭味終祖禰。青椏綴紫萼，圓實墮紅米。
窮年生意足，黃土手自啟。上藥無炮炙，齕齧盡根柢。
開心定魂魄，憂恚何足洗。糜身輔吾生，既食首重稽。

——宋·蘇軾《人參》

滋補元氣的養生珍品。

有補脾益肺、生津安神的功效

詩的前兩句描寫了人參生長的環境。上黨居太行之巔，有「天下之脊」的稱呼，相比而言遼東地區如同在井下。幽深的泉水澆灌著這片土地，秋天的甘露灑下來，就如同大自然的甜酒。中間四句描寫了人參的特點。人參狀似人形，生存地域廣，但性味相似；看那青枝上開著紫色的花，或綴著鮮紅色的漿果，甚是誘人。最後幾句敘述了詩人在貧困潦倒時自己栽種人參，直接以人參為食，食用後既能夠飽腹，又能夠內心安寧，憂愁憤恨隨之消散，身體也愈發健碩。

人參是聞名遐邇的「東北三寶」

◀ 註釋　① 天醴：ㄊㄧㄢ ㄌㄧˇ，天降的甘露，意喻甜酒。② 清泚：ㄑㄧㄥ ㄘˇ，清澈。③ 祖禰：ㄗㄨˇ ㄇㄧˊ，性味來源相同。④ 齕齧：ㄏㄜˊ ㄋㄧㄝˋ，用牙齒咬。⑤ 恚：ㄏㄨㄟˋ，怨恨、憤怒。

之一，被人們稱為「百草之王」，是老幼皆知、享譽中外的名貴中藥材。

人參味甘、微苦，性溫平，具有大補元氣、複脈固脫（指脈象重新顯現，流虛汗的人可以立刻止汗）、補脾益肺、生津安神的功效。主治體虛欲脫、肢冷脈微、脾虛食少、肺虛喘咳、津傷口渴、內熱消渴、久病虛贏、驚悸失眠、陽痿宮冷等病症。《神農本草經》言其「主補五臟，安精神，止驚悸，除邪氣，明目，開心益智」。《本草蒙筌》說它「定喘嗽，通暢血脈，瀉陰火，滋補元陽」。說明人參功擅滋補，為保健養生的珍品。

人參碧螺春茶

適合氣虛乏力、面色無華、心煩內熱、睡眠不安、免疫力差的人群服用。

材料／　人參片3克，碧螺春3克。

做法／　先將人參片放入壺中，沖入開水悶5分鐘，然後用人參茶湯沖泡碧螺春，靜待5分鐘，即可品飲。

功效／　本藥茶具有益氣生津、清心安神的功效。

人參枸杞子茶

適合氣虛乏力、口乾口渴、眼目昏花、視物不清的人群飲用。

材料／　人參片3克，枸杞子9克。

做法／　將人參片和枸杞子放入茶壺中，沖入開水，悶5分鐘，即可品飲。

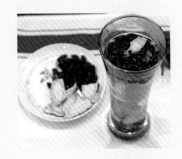

功效／　本藥茶具有補氣生津、養肝益腎的作用。

西洋參

人形上品傳方志，我得真英自紫團。
慚非叔子空持藥，更請伯言審細看。

——唐·周繇《以人參遺段成式》

免疫力、預防腫瘤

心律失常、抗心肌缺血，還可以調節並降低血壓、提高

滋補不燥的藥材與補品。能消除疲勞、增強記憶力、抗

　　西洋參與人參的形態、功效皆類似，只是因產地不同而名稱有所不同。這首詩是詩人在段成式作《寄周繇求人參》後，作此詩回應。「人形上品傳方志」說明了詩人贈送人參的原因及此株人參的功效；「我得真英自紫團」指出了此株人參的產地——「上黨紫團山」；「慚非叔子空持藥，更請伯言審細看」引用了晉代羊祜與陸抗之間贈藥的故事，陸抗有病，羊祜贈給他藥，雖為敵國之將，但陸抗服羊祜之藥而無疑心，表達了朋友間彼此信任的真摯情誼。

　　西洋參是五加科植物西洋參的乾

燥根，加拿大產的叫西洋參，美國產的叫花旗參，西洋參與中國人參為同屬植物，各種外在特徵極為相似。《本草從新》記載了西洋參及其性狀：「苦、寒、微甘，味厚氣薄。補肺降火，生津液，除煩倦。虛而有火者相宜。」從功效上來看，與人參相比，西洋參亦有其獨到之處。西洋參臨床應用特點在於補而不燥、扶正祛邪、攻補並施。主要用於補肺降火、生津液、除煩倦，可治療氣虛咳喘、勞傷、失血等病症，具有固精安神、補氣等功效。西洋參作為重要的藥材與補品，仍然廣受人們的認可。

現代藥理研究證明，西洋參中的皂苷可以有效增強中樞神經功能，消除疲勞、增強記憶力；皂苷可以抗心律失常、抗心肌缺血，還可以調節、降低血壓，並提高機體免疫力，預防腫瘤。

西洋參紅棗茶

適合乏力氣短、面色不華、口乾口渴的人群飲用。

材料／　西洋參片3克，紅棗3枚。

做法／　紅棗去核，切成細絲，與西洋參片放入壺中，開水沖泡，加蓋悶10分鐘，即可品飲。

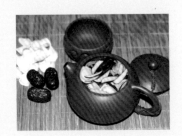

功效／　本藥茶具有益氣養陰、生津止渴的功效。

西洋參杞菊茶

適合神疲乏力、胸悶氣短、口乾目澀、記憶力減退的人群飲用。透過玻璃杯看紅、白、黃三色相間，沉浮於水中，悠閒淡然之感油然而生，甚是愜意。

材料／　西洋參片3克，枸杞9克，菊花6朵。

做法／　將上述材料放入玻璃杯中，注入開水沖泡，稍待5分鐘，即可品飲。

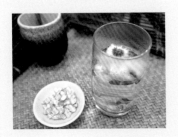

功效／　本藥茶具有補氣生津、養肝明目的功效。

白茅根

八月秋高風怒號，卷我屋上三重茅。
茅飛渡江灑江郊，高者掛罥長林梢，
下者飄轉沉塘坳。
南村群童欺我老無力，忍能對面為盜賊。
公然抱茅入竹去，唇焦口燥呼不得，
歸來倚杖自歎息。

—— 唐‧杜甫《茅屋為秋風所破歌》

為田間常見的好藥草。利小便、寧嗽定喘。

還能治肺胃有熱、咳血、吐血、鼻子出血、小便下血

　　詩人在詩中寫道：八月深秋，狂風怒號，大風捲走了我屋頂上好幾層白茅草。白茅草亂飛，渡過浣花溪，散落在對岸江邊。飛得高的白茅草纏繞在高高的樹梢上，飛得低的飄飄灑灑沉落到低窪的水塘裡。南村的一群兒童欺負我年老沒力氣，居然忍心在我眼前做出盜賊的事來，毫無顧忌地抱著茅草跑進竹林去了。我喊得唇焦口燥也沒有用，只好回來，拄著拐杖感歎自己的不幸和悲涼。詩中的白茅草便是白茅根的地上部分，可以用來搭建房屋、當柴火燒等，白茅根則入藥用。

▲ 註釋　① 罥：ㄐㄩㄢ丶，懸掛 。② 坳：ㄠ，低窪的地方。

　　白茅根為禾本科植物白茅的乾燥根莖，別名絲白茅草、茅草。白茅根是山間田野中十分常見的一種植物，但在中醫看來，它卻是一味不可多得的好藥。《神農本草經》記載白茅根治「勞傷虛羸，補中益氣，除瘀血、血閉寒熱，利小便」。近代名醫張錫純對白茅根甚是看中，曾用它治療「腹如抱甕」的陰虛小便不通重症，應手起效，他認為：「白茅根，味甘、性涼，中空有節，最善透發臟腑鬱熱，托痘疹之毒外出；又善利小便淋瀝作疼，因熱小便短少，腹脹身腫；又能入肺清熱以寧嗽定喘；為其味甘，且鮮者嚼之多液，故能入胃滋陰以生津止渴，並治肺胃有熱、咳血、吐血、衄（ㄋㄩˋ，指鼻子出血）血、小便下血，然必用鮮者其效方著。春前秋後剖用之味甘，至生苗盛茂時，味即不甘，用之亦有效驗，遠勝乾者。」可謂對白茅根的功效解說得極為透徹。

茅根麥冬茶

適合口乾舌燥、咽喉乾癢、
乾咳無痰、心情煩躁的人群
飲用。

材料／ 鮮白茅根6克，麥冬3克，
蜂蜜適量。

做法／ 將白茅根、麥冬放入壺中，
加開水悶5分鐘，用茶漏
濾出，稍放溫，調入蜂蜜，
即可品飲。此茶可以反覆

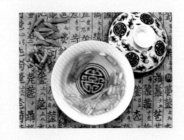

多次沖泡，最後還可取白茅根和麥冬嚼碎，吸取其汁液，
非常甘甜。

功效／ 本藥茶具有清熱生津、養陰潤肺的功效。

茅根茉莉茶

適合小便短赤、心煩易怒的
人群飲用。

材料／ 白茅根3克，茉莉花3克，蜂蜜適量。

做法／ 將上述材料放入茶壺中，沖入適量開水，加蓋悶5分鐘，
用茶漏過濾到杯中，稍放溫，調入蜂蜜，即可品飲。

功效／ 本藥茶具有清熱涼血、疏肝解鬱的功效。

藿香

璇閨玉墀上椒閣，文窗繡戶垂羅幕。
中有一人字金蘭，被服纖羅采芳藿。
春燕差池風散梅，開幃對景弄禽爵。
含歌攬涕恒抱愁，人生幾時得為樂。

—— 南北朝・鮑照《擬行路難十八首》

詩中描寫到：順著房前的臺階一步步走近閨房，看到那華麗住所刻鏤文彩的窗後垂下的絲羅帳幕。房中有一位女子名叫金蘭，透過羅帳隱隱可見她穿著細薄的絲衣，手裡拿著一片芳香的藿香葉。看春燕飛過，尾翼張舒，帶著春風吹散一地梅花，打開帷帳，面對著大好春光舉杯暢飲。酒後慨歎人生的快樂又能有幾時，就算忍住悲傷，止住眼淚也無法掩蓋內心的悲涼。詩中的藿香葉在古代常被女子拿來做香料，既能提神醒腦，又能驅穢避疾。

對於「藿香」，大家並不陌生，

具有抗炎、解熱、鎮痛、止咳、化痰、鎮吐、通便、抗氧化、抗腫瘤和調節免疫系統等多種功效

因為多數人都曾服過藿香正氣散，藿香是其中的主要成分。藿香在我國分佈廣泛，據《南州異物志》記載：「藿香出海邊國，形如都梁，葉如水蘇，可著衣服中，用充香草。」藿香還有「多摩羅跋香」、「迦算香」等名稱，它們都源於梵語「兜婁」一詞。作為藥用，《本草正義》中記載：「藿香，清芬微溫，善理中州濕濁痰涎，為醒脾快胃、振動清陽妙品。」中醫學認為，藿香味辛、性微溫，具有芳香化濁、和中止嘔、發表解暑的功效，可用於暑濕表證、濕濁中阻、寒濕閉暑、腹痛吐瀉、妊娠反酸嘔吐，還可除口臭、除穢氣。

現代研究表明，藿香中含有廣藿香醇、廣藿香酮等揮發性成分和黃酮類等非揮發性成分，具有保護胃腸道、抗病原微生物、抗炎、解熱、鎮痛、止咳、化痰、鎮吐、通便、抗氧化、抗腫瘤和調節免疫系統等藥理作用。

藿香茯苓茶

適合夏季感受暑濕濁邪、頭昏胸悶、噁心作嘔的人群飲用。

材料／ 乾藿香葉 1 克，茯苓 3 克，普洱茶 3 克。

做法／ 將上述材料放入壺中，沖入適量開水，輕搖洗茶，棄去第一泡茶湯，再次向壺內沖入開水，蓋悶 5 分鐘，用茶漏過濾後即可品飲。

功效／ 本藥茶具有清暑辟濁、利濕醒脾的功效。

藿香薄荷茶

適合鼻塞流涕、咽喉不適、頭昏脘（ㄨㄢˇ，指胃部）悶的人群飲用。

材料／ 乾藿香葉 1 克，乾薄荷葉 1 克，生薑 1 片。

做法／ 將上述材料放入壺中，沖入適量開水，加蓋悶 5 分鐘，即可品飲。

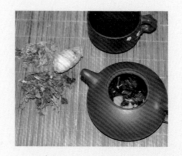

功效／ 本藥茶具有疏風清熱、芳香化濁的功效。

香薷

香薷飲子，把羅衫微汗。幾曲朱闌露花滿。
看琉璃七尺，輕展風漪，山枕畔，詩劄藥方歷亂。
水晶簾不卷，月淡星稀，如水碧天耿銀漢。
枕手未成眠，自琢新詞，燈花暗、四更初轉。
是杜牧、溫岐隊中人，縱換了朱顏，綺情難換。

—— 清‧樊增祥《洞仙歌‧夏夜，用坡公韻》

為醫治暑病的第一藥材。

有發汗解表、袪暑化濕、利水消腫之功效

　　詩人可能受了風寒暑濕，在某個夏天的夜晚，飲下一碗香薷飲子，汗從身上的羅衫微微透出。在窗前望著朱紅色的圍欄外滿院的花海。看那七尺長的琉璃，放在竹席之上，枕邊的詩集、藥方擺放零亂。如水晶一般透明的門簾垂掛著，隱隱可見屋外的月光和那稀疏的繁星，像水一樣碧藍的天空可見那明亮的銀河。詩人躺在床上，枕著雙手，沒有睡意，腦海中琢磨寫一首新詞，油燈的燈光漸漸暗去，已經是四更天了。感歎可能自己是像杜牧、溫岐那樣的人吧，即使容顏變了，但美妙的情致依舊難以改變。

◀　註釋　① 香薷：ㄒㄧㄤ ㄖㄨˊ，植物名，莖葉香氣強烈，可入藥。。② 詩箋：ㄕ ㄓㄚ，書信。

　　許多中藥除了有著良好的功效以外，還有著儒雅的名字，香薷就是這樣的一味中藥，它生長在山野間，葉如茵陳，花茸紫，有一種香氣，常被當成蔬菜食用，是藥食兩用的佳品。香薷性味辛、微溫，有發汗解表、祛暑化濕、利水消腫之功效，被稱為「夏月之麻黃」，可用於夏月外感風寒、惡寒發熱、嘔吐泄瀉、胸痞腹痛、水腫腳氣等病症。《本草綱目》中說：「世醫治暑病，以香薷為首藥。」

　　現代研究表明，香薷揮發油具有廣譜抗菌和殺菌作用，並能直接抑制流感病毒，對機體非特異性和特異性免疫功能有顯著增強作用，此外尚有利尿、鎮咳和祛痰作用。

香薷蜂蜜飲

適合體質虛弱、容易夏季感
冒的人群飲用。

材料／ 香薷 1 克，蜂蜜適量。

做法／ 香薷剪碎，放入杯中，沖
入適量開水，加蓋悶 15 分
鐘，加入適量蜂蜜調味，
即可品飲。

功效／ 本藥茶具有發汗解表、調
脾養胃的作用。

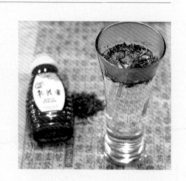

香薷雙花茶

適合感受暑濕、身沉無汗、
全身不適、胃部脹滿、大便
偏爛的人群飲用。

材料／ 香薷 1 克，厚朴花 3 朵，白扁豆花 6 朵。

做法／ 香薷剪碎，與厚朴花及白扁豆花一起放入壺中，沖入適
量開水，加蓋悶 15 分鐘，即可品飲。

功效／ 本藥茶具有清暑發汗、化濕和中的功效。

薄荷

詩 詞 裡 的 藥 草

我亦乘桴向海涯，無人復獻雨中花。
卻愁春夢歸吳越，茗飲濃斟薄荷芽。

——宋·李綱
《獻花鋪唐相李德裕謫海南道此有山女獻花因以名之次壁間韻》

民間常見的香料。

具有疏散風熱、抗炎鎮痛、抗病毒、抗氧化等功效

詩人寫道：唐朝宰相李德裕，雖為逐客，道中遇雨，卻有山女獻花。如今我被貶，遷謫之地雖同，卻無送鮮花之人，空留一腔抱負，徒增一絲傷感。不知何時是歸期，只待午夜夢迴，啜一杯濃濃的薄荷芽茶，雖然有疏肝解鬱的功效，但憂國之心、思鄉之情，哪能說放下就能放下。說明古代已經把薄荷當作日常的必備之品，常沖飲之以解心中煩憂。

關於薄荷，在日常生活中最常接觸到的，應是被作為食品添加劑製成的口香糖、薄荷糖，吃起來清爽可口、提神醒腦。薄荷也可作香料，可

◀ 註釋　① 桴：ㄈㄨˊ，木筏或竹筏。

用於沖茶、配酒、製作糕點等。中醫
學認為，薄荷性味辛，性涼，具有疏
散風熱、清利頭目、利咽透疹、疏肝
行氣之功效。用於治療流行性感冒、
頭痛、目赤、身熱、咽喉、牙齦腫痛
等症，外用可治神經痛、皮膚瘙癢、
皮疹和濕疹等。《滇南本草》載薄荷：
「上清頭目諸風，止頭痛、眩暈、發
熱，去風痰，治傷風咳嗽、腦漏、鼻
流臭涕，退虛癆發熱。」

現代研究發現，薄荷中主要含有
揮發油、黃酮類、蒽醌類、有機酸類、
氨基酸等，具有抗炎鎮痛、抗病毒、
抗氧化等作用。薄荷茶還可以改善健
康成年人的記憶力。

薄荷龍井茶

適合精神緊張、咽喉不適、
神疲乏力的人群飲用。

材料／ 新鮮薄荷葉 6 片，龍井茶
3 克。

做法／ 將薄荷葉與龍井茶一同放
入玻璃杯中，開水沖泡，
等待 3 分鐘，即可品飲。

功效／ 本藥茶具有提神解鬱、潤
喉止咳的功效。

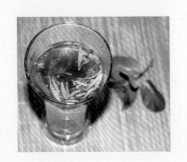

薄荷玫瑰茶

適合咽喉不利、肝氣不舒、
內分泌失調的女性人群飲
用。

材料／ 新鮮薄荷葉 6 片，玫瑰花
6 朵。

做法／ 將薄荷葉與玫瑰花一同放
入玻璃杯中，開水沖泡，
等待 3 分鐘，即可品飲。

功效／ 本藥茶具有清熱利咽、疏
肝解鬱、美容養顏的作用。

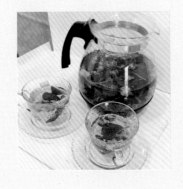

紫蘇葉

赤日厚地裂，百草殆立枯。朝雨應所至，雖微念勝無。
力難興禾黍，可以成嘉蔬。歲暮有此望，帶經且親鋤。
今茲五月交，盛陽消已徂。汲汲愧老圃，仲尼雲不如。
養生寄空瓢，雖乏未可虛。正以營一飲，形骸如此劬。

—— 宋 · 劉敞《種紫蘇》

可當蔬食。有抗菌和抗病毒、止血、鎮靜和鎮痛、抗氧化、抗腫瘤等功效

詩中寫道：太陽當頭照，大地乾涸，土地開裂，草木幾乎都枯萎了。期盼著雨水到來滋潤乾涸的土地，雖然希望渺茫，但是總比沒有好。努力克服各種困難播種些小米、黃米，以及栽種紫蘇等蔬菜瓜果，到了年末或許有一些收成，一定要親自耕種才行。此時正是四月底五月初，烈日早早地便下山了。看著一天的勞作，發覺自己竟比不上一個老農，不由地感到慚愧。《論語·子路》中也說：「樊遲請學稼，子曰：『吾不如老農。』請學為圃。曰：『吾不如老圃。』」求生養命就寄託在這空空的瓢勺當中，沒有多少水來灌溉，希望喝上一口水，留下這勞苦消瘦的身形。這首詩描繪了因自然旱災導致顆粒無收、饑餓勞苦的場景。紫蘇在古代被當作蔬菜食用，還可以預防疾病，一舉多得。

◀ 註釋　① 徂：ㄘㄨ／，落日。② 劬：ㄑㄩ／，勞苦。

　　紫蘇葉片呈卵形，葉面呈紫紅色，具有獨特的芳香氣味。在鄉間田野裡、菜園裡，我們常能發現蓬勃生長的紫蘇，它與眾不同的顏色總能引起人們的注意。相傳它色紫，服用後能使人腹中舒服，曾被叫「紫舒」。紫蘇味辛性溫，具有解表散寒、宣肺化痰、行氣和胃之功效，常用於治療風寒感冒、咳嗽嘔惡、脾胃氣滯、胸脘脹滿、妊娠嘔吐及魚蟹中毒等病症。有報導稱紫蘇葉茶對於治療海鮮過敏有一定的作用。《本草綱目》中記載：「蘇從酥，音酥，舒暢也。蘇性舒暢，行氣和血，故謂之蘇。」

　　現代研究表明，紫蘇葉具有抗菌和抗病毒、止血、鎮靜和鎮痛、抗氧化、抗腫瘤等多種藥理作用。

紫蘇烏龍茶

適合鼻塞流涕、畏寒怕冷、全身酸痛、嘔惡納呆的人群飲用。

材料／　紫蘇葉 6 片，烏龍茶葉 3 克，紅糖適量。

做法／　將紫蘇葉、烏龍茶葉放入壺中，加入適量紅糖，沖入適量開水，加蓋悶 5 分鐘，即可品飲。

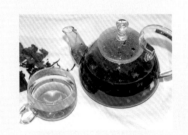

功效／　本藥茶具有解表散寒、行氣開胃的功效。

紫蘇薑棗茶

適合胃寒胃痛、食少納呆、食後腹脹的人群飲用。

材料／　鮮紫蘇葉 9 片，生薑 1 片，紅棗 3 枚。

做法／　將新鮮紫蘇葉、生薑片洗淨，切細絲，大棗洗淨去核，切絲。然後放入壺中，用沸水沖泡，加蓋悶 5 分鐘，即可品飲。

功效／　本藥茶具有散寒暖胃、行氣消食的功效。

夏枯草

蚯蚓結來成百合，海羊鬥處即蝸牛。
莫認夏枯為益母，須知萱草解忘憂。

──明‧胡儼《戲作次藥名十首‧其六》

這首詩是詩人拿藥名所作，雖稱戲作，但仍不失道理在其中。詩人寫道：蚯蚓在泥土裡結成一個個的球便成了百合的形狀，海羊的羊角彎曲之下便長成了蝸牛的形狀。告誡大家不要把夏枯草錯認成益母草，還要知道萱草又稱為「忘憂草」，能夠解除心中苦悶，讓人忘卻煩惱。詩人有一定的中醫學常識，因為夏枯草與益母草長得很像，常常被弄錯，這樣是很危險的。

春暖花開之時，漫步於鄉間小道，常可見到頭頂淺紫、身著綠裝的植物，然而到了萬木爭榮的夏天，它

鄉間小路常見的清肝明目藥草。還能抗腫瘤、抗炎、抗菌、抗病毒、免疫調節、降血壓、降血糖、降血脂

卻進入暮年,早早披上了褐色衣服,逐漸老去,最後枯萎。元代著名醫家朱丹溪認為夏枯草「蓋稟純陽之氣,得陰氣則枯也」。人們記住夏枯草美麗瞬間的同時,更應記住的是它暮年之後會發揮的藥用價值。夏枯草味苦、辛,性寒,具有清肝瀉火、明目、散結消腫之功效。《滇南本草》記載:「味苦、微辛,性微溫,入肝經,祛肝風,行經絡。治口眼歪斜,止筋骨疼,舒肝氣,開肝鬱。」

現代研究發現夏枯草中含有多種化學成分,包括三萜、甾醇、黃酮、有機酸、香豆素等。具有抗腫瘤、抗炎、抗菌、抗病毒、免疫調節、降血壓、降血糖、降血脂等藥理作用,對甲狀腺疾病和乳腺增生也有一定療效。

夏枯草決明茶

適合頭暈眼花、咽喉疼痛、大便乾硬的人群飲用。

材料／ 夏枯草3克，決明子6克，蜂蜜適量。

做法／ 將夏枯草、決明子放入壺中，沖入適量開水，洗茶，棄去第一泡茶湯，然後再次沖入開水，加蓋悶10分鐘，可加入蜂蜜調味，即可品飲。

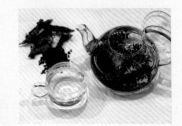

功效／ 本藥茶具有清火明目、潤腸通便的功效。

夏枯草菊花茶

適合目赤腫痛、迎風流淚、頭痛眩暈、氣虛食少的人群飲用。

材料／ 夏枯草3克，菊花6朵，紅棗3枚。

做法／ 將紅棗洗淨，去核切絲，然後與夏枯草、菊花一起放入壺中，沖入適量開水，洗茶，棄去第一泡茶湯。再次沖入開水，加蓋悶10分鐘，可加入蜂蜜調味，即可品飲。

功效／ 本藥茶具有清肝明目、補氣健脾的功效。

小薊

野色蒼蒼接薊門，淡煙疏樹碧氤氳。
過橋酒幔依稀見，附郭人家遠近分。
翠雨落花行處有，綠陰啼鳥坐來聞。
玉京盡日多佳氣，縹緲還看映五雲。

——明·金幼孜《薊門煙樹》

是藥食同源的佳品。

具有涼血止血、解毒消腫等的功效

詩人描寫的是京師八景之一的「薊門煙樹」。薊門亦作「薊邱」，古地名，在北京城西德勝門外西北隅。明代蔣一葵《長安客話》記載：「京師古薊地，以薊草（小薊）多得名。」詩中首句描寫的景色氣魄宏大，浩浩蕩蕩，野外的小薊遍地，鬱鬱蔥蔥，一直延伸到薊門城下，淡淡的霧氣中顯露出稀稀疏疏的樹木，碧色殷殷彌漫開來。在小薊的開花時節，那無邊無際淡紫色的花海，蒸騰而起的水氣，如同雲霧一般繚繞著大地，甚是美哉！遠遠看去，京城整天被這美好的雲氣環繞，隱隱約約仿佛可以看到天空中映照的五彩祥雲。

◀ 註釋　①薊門：ㄐㄧˋ ㄇㄣˊ，地名，舊時為河北邊防要地，今為燕京八景之一。因薊草多而得名。
　　　　②氤氳：ㄧㄣ ㄩㄣ，指煙雲彌漫。

小薊，葉多並刺，又叫「刺兒菜」，是藥食同源的佳品。小薊還是傳統的止血中藥，在野外若是不小心割破手了，可以採一把小薊，將其撮（ちㄨㄛ，指聚攏搓揉）爛，擠出汁液滴在傷口上，止血效果很好。中醫學認為，小薊味甘、苦，性涼，具有涼血止血、散瘀解毒、消癰（ㄩㄥ，指皮膚膿腫）的功效。宋代寇宗奭（ㄕˋ）《本草衍義》稱：「小薊，山野人取為蔬，甚適用。」《食療本草》中記載：「取（刺兒）菜煮食之，除風熱；根，主崩中（指主治婦女陰道大量出血），又女子月候傷過（指月經痛），搗汁半升服之；金瘡血（指因刀劍造成的傷口流血）不止，挼（ㄖㄨㄛˊ，指搓揉）葉封之；夏月熱，煩悶不止，搗葉取汁半升服之。」

現代研究表明，小薊含有豐富的氨基酸、維生素、微量元素等，具有很好的食療養生價值。

小薊蜂蜜飲

適合有鼻出血、咽喉不適等症狀的人群飲用。

材料／ 乾小薊 6 克，蜂蜜適量。

做法／ 將小薊放入茶壺中，用開水沖洗一遍，棄去第一泡茶湯。然後再次注入開水沖泡，加蓋悶 5 分鐘，加蜂蜜適量調味，即可品飲。

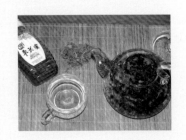

功效／ 本藥茶具有涼血止血、祛瘀解毒的功效。

涼血五汁飲

適合口乾口渴、暑熱傷津、乾咳少痰、皮膚乾燥的人群飲用。

材料／ 鮮小薊全草 30 克，鮮藕 30 克，鮮荸薺 30 克，鮮蘆根 30 克，鮮牛蒡根 30 克，蜂蜜適量。

做法／ 將上述材料分別洗淨，稍切碎，放入榨汁機中榨成鮮汁，過濾後倒入杯中，根據口味調入適量蜂蜜，即可品飲。

功效／ 本藥茶具有清熱生津、養陰潤肺的功效。

蘆

根

竹輿聲伊鴉，路轉登古原。孟冬郊澤曠，細水鳴蘆根。
霧收浮屠立，天闊鴻雁奔。平生厭喧鬧，快意三家村。
思生長林內，故園歸不存。欲為唐衢哭，聲出且復吞。

——宋·陳與義《入城》

具有清肺熱、養胃陰、利小便等功效。還能保肝、抗菌，

防治感冒、口臭、膽囊炎、支氣管炎、肝炎、急性扁桃體炎

詩中寫道：隨著竹轎咿咿呀呀的聲響，峰迴路轉，已登上古原。現正值孟冬時節，郊野顯得幽靜空曠，耳邊只聽得涓涓流水拍打蘆根發出的窸窣聲。霧已散去，高聳的佛塔不再朦朧，南飛的大雁也清晰可見。對於一個厭煩喧鬧的人來說，這裡也許就是天堂吧。戰亂頻發，故園已然是歸不得了。也難怪詩人說其想要效仿唐衢痛哭，可是已經哭不出來了。

蘆根雖處浪濤之中，卻依然能夠定植，巋然（ㄎㄨㄟ ㄖㄢˊ，指高大獨立）不動，詩人借蘆根表達自己雖身處動盪的年代，卻決心要安定下來，毅然進入動亂的城內，不再四處奔逃。

江河湖澤裡、池塘溝渠邊總能看

◀ 註釋　①竹輿：竹製的轎子。②伊鴉：即咿呀，象聲詞，比喻竹轎進行中發出的聲音。③浮屠：佛塔。④唐衢：ㄊㄤˊㄑㄩˊ，唐朝詩人，所作詩意多傷感。

到成片的蘆葦，像白洋澱、沙家浜等地都有蘆葦蕩風景區，成片的蘆葦「春季青蘆吐翠，夏季紅蓮出水，秋天蘆花泛金黃，冬季湖泊似碧玉」。這麼美的蘆葦，它的根就是蘆根，深埋水下，潔淨如玉，甘甜如飴。近代名醫張錫純說：「蘆根上能夠清肺熱、中空能夠透理肺氣，味甘，多汁液，中能夠滋養胃陰，生於水中濕地，下能夠善利小便，引水下行。所以蘆根上清透肺熱，中滋養胃陰，下清利膀胱，誠乃三焦（指是指軀體和臟腑之間的空腔部位，包含胸腔和腹腔，人體的其他臟腑器官均在其中。分為上焦以上是心與肺；中焦包括脾、胃、肝、膽；下焦為臍以下的腎、大腸、小腸、膀胱等。）水熱之不二良藥。」可見，蘆根具有清肺熱、養胃陰、利小便的功效。

現代研究表明，蘆根具有保肝、抗菌等作用，可用於防治感冒、口臭、膽囊炎、支氣管炎、肝炎、急性扁桃體炎等病症。

蘆根銀菊茶

適合咽喉乾癢、口乾口渴、眼乾目澀的人群飲用。

材料／　乾蘆根 15 克，金銀花 9 朵，菊花 6 朵。

做法／　先將鮮蘆根洗淨，然後與金銀花、菊花一起放入壺中，沖入開水，加蓋悶 5 分鐘，即可品飲。

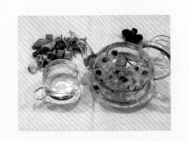

功效／　本藥茶具有清熱解毒、養陰明目的作用。

蘆根青蘿飲

適合風熱感冒、咽喉腫痛、咳嗽咳痰的人群飲用。

材料／　鮮蘆根 15 克，橄欖 3 枚，鮮蘿蔔 30 克。

做法／　先將鮮蘆根、鮮蘿蔔洗淨，切細，榨汁。然後將蘆根蘿蔔汁與橄欖一起放入壺中，沖入開水，加蓋悶 5 分鐘，即可品飲。

功效／　本藥茶具有潤肺化痰、利咽解毒的功效。

決明子

———————— ◆ ————————
詩 詞 裡 的 藥 草

黃花隱綠葉，雨過仍離披。不為杜老歎，未是涼風時。
服食治目眚，吾將采掇之。不須更買藥，園丁是醫師。

—— 明・吳寬《決明》

明目功效最爲顯著。

具有潤腸通便、明目、降壓、調脂等功效

詩人寫道：農曆八月，決明子開花了，朵朵黃色的小花在綠葉中相映成趣，夏秋的雨水拍打花草，雨過後花朵紛紛垂下了頭。待到秋風吹起，決明子也將由青變黃，可以採摘了。決明子清肝明目，可以治療視物不清等眼疾，服食決明子就不需要再去買藥，花園裡就有良醫好藥啊！這首詩描寫了決明子從開花到成熟，以及作者吳寬自摘自用決明子的生活場景，彌漫著閒適的生活氣息。

《本草圖經》中記載：「決明子，生龍門川澤，今處處有之，人家園圃所蒔。」說明古代平常百姓家已經開

◀ 註釋　① 眚：ㄕㄥˇ，眼疾。　② 掇：ㄉㄨㄛ，摘取。

始種植決明子了。決明子帶有淡淡的青草香味，很多人喜歡把採摘來的決明子曬乾，放在枕頭裡面，這種清淡舒雅的氣味能夠寧心安神。中醫學認為，決明子味苦、甘，性涼，具有潤腸通便、降脂明目的功效，可用於目赤澀痛、羞明多淚、頭痛眩暈、目暗不明、大便秘結等症狀。決明子明目的功效最為顯著，《藥性論》說決明子「常可作菜食之。又除肝家熱，朝朝取一匙，挼令淨，空心吞之，百日見夜光」。可見其治療由肝火引起的眼疾效果較好。這也是「決明」之名的來歷，能夠讓眼睛「衝破黑暗，重見光明」。

現代藥理研究認為，決明子富含大黃酚、大黃素、橙黃決明素等成分。飲用決明子茶不僅有助於大便通暢，還能起到明目、降壓、調脂等保健功能。

決明子山楂茶

適合眼睛乾澀、納穀不香（指胃口不好）、大便乾結的人群飲用。

材料／ 決明子 3 克，山楂 6 片。

做法／ 先將決明子用小火炒香，候涼，與山楂片一起置於玻璃杯中，用開水沖泡，加蓋悶 5 分鐘，即可品飲。

功效／ 本藥茶具有清肝明目、健脾開胃、潤腸通便的功效。

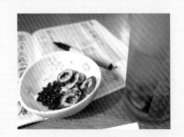

決明子絞股藍茶

適合視物模糊、眼睛乾澀、大便乾結、高脂血症、身體肥胖的人群飲用。

材料／ 決明子 3 克，絞股藍 3 克。

做法／ 先將決明子用小火炒香，候涼，與絞股藍一起置於壺中，沖入開水，加蓋悶 5 分鐘，即可品飲。

功效／ 本藥茶具有清肝明目、潤腸通便、降脂減肥的功效。

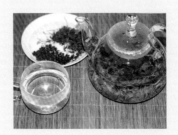

葛根

詩 詞 裡 的 藥 草

黃葛生洛溪，黃花自綿冪。青煙萬條長，繚繞幾百尺。
閨人費素手，采緝作絺綌。縫為絕國衣，遠寄日南客。
蒼梧大火落，暑服莫輕擲。此物雖過時，是妾手中跡。

　　——唐．李白《黃葛篇》

尤其對糖尿病有一定的療效。可用於治療高血壓、神經性頭痛、潰瘍性結腸炎小兒腹瀉等疾病

詩人說，黃葛生於洛溪之邊，開著密密麻麻的黃花。那一條條長長的青色藤蔓如青煙一般，纏繞方圓幾百尺的地方。婦人們用纖纖玉手，去採下那葛藤，即使令手生老繭，依然要把它搓成一根根葛線，織成葛布。將這些葛布縫製成萬里衣，讓人帶給那遠在日南郡邊疆守衛、心中牽掛的人。當南方氣候極熱之時，這件可以避暑清涼的衣服不要隨便丟掉。葛衣雖然已經過時了，但是看到它卻能夠想起遠在家鄉思念著自己的愛人，這是她親手縫製的啊。

葛的藤條可以紡線織布做衣裳，

◀ 註釋　① 冪：ㄇ一ˋ，密布。② 綌：ㄒ一ˋ，粗葛布。

其花可以入藥，具有解酒的功效，其根可以食用亦可藥用，真是渾身都是寶。

葛根在中國大部分地區都有出產，在古代，葛根被列入「官藥」，曾被當成貢品進貢給帝王將相家食用。葛根是常見食品，同時也具有很高的藥用價值，它既能生津止渴，又能升發清陽，鼓舞脾胃陽氣上升，有止瀉作用。《本草經疏》記載：「葛根，解散陽明溫病熱邪主要藥也，故主消渴、身大熱、熱壅胸膈作嘔吐。」消渴與現代的糖尿病類似，可見葛根對糖尿病有一定的療效。

現代研究發現葛根具有降血壓、抗心律失常、鬆弛平滑肌等藥理作用。臨床上可用於治療高血壓、糖尿病、神經性頭痛、潰瘍性結腸炎、小兒腹瀉等疾病。

葛根護肝飲

適合血糖偏高、有神經性頭痛以及常飲酒、醉酒的人群飲用。

材料／　葛根 9 克。

做法／　將葛根放入玻璃杯中，先用少量冷純淨水泡 5 分鐘，這樣有利於營養物質析出。然後，冷水不要倒掉，再沖入開水，加蓋悶 10 分鐘，即可品飲。可反覆沖泡多次。

功效／　本藥茶具有解酒護肝、生津止渴的功效。

葛根竹葉茶

適合頭暈、頸項酸痛、口渴多飲、心煩失眠、情志不舒的人群飲用。

材料／　葛根 6 克，淡竹葉 1 克，玫瑰花 6 朵。

做法／　將葛根放入玻璃杯中，先用少量冷純淨水泡 5 分鐘，保留冷水，再放入玫瑰花、淡竹葉，沖入開水，靜待 5 分鐘，即可品飲。

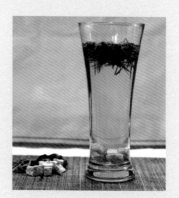

功效／　本藥茶具有生津止渴、清心除煩、疏肝解鬱的功效。

石斛

◆

詩 詞 裡 的 藥 草

◆

蚱蜢髀多節，蜜蜂脾有香。蘚痕分螺砢，蘭穎聚琳琅。
藥譜知曾有，詩題得未嘗。瓦盆風弄晚，彼拂一襟涼。

—— 宋 · 洪諮夔《石斛》

抗腫瘤、抗氧化、抗疲勞、保肝、護胃等功效

有救命仙草之稱。具有調節免疫、

這首詩的作者寫石斛，卻不從石斛本身寫起，而是借它物從側面寫起。「蚱蜢髀多節，蜜蜂脾有香」，表面上寫的是「蚱蜢的大腿有多節，蜜蜂肚子裡藏著蜜香」，這裡用以比喻石斛身材嬌小形似蚱蜢、腿有節，有人認為是霍山石斛，多生長在懸崖峭壁、崖石縫隙間和參天古樹上，石斛的莖中汁液猶如蜂蜜多香。「蘚痕分螺砢，蘭穎聚琳琅」寫的是青色的苔蘚長在了螺螄殼上，石斛花草聚如斑斕美玉。「藥譜知曾有，詩題得未嘗。瓦盆風弄晚，彼拂一襟涼」，說明作者早就從書本中知道了石斛的功效作用，但是從來沒有真正看到和品嘗過石斛。所以詩人就在瓦盆裡種下了石斛，直到晚風吹來陣陣涼意。

◀ 註釋　① 髀：ㄅㄧˋ，大腿。　② 砢：ㄎㄜˇ，螺螄殼。　③ 琳琅：美玉。

鐵皮石斛又名鐵吊蘭、黑節草、鐵皮楓鬥等，是中國傳統名貴中藥材，享有「藥中黃金」之美譽，《神農本草經》將石斛列為「上品」，《道藏》將其列為「中華九大仙草」之首，民間稱其為「救命仙草」。石斛味甘，性微寒，具有養陰清熱、益胃生津的功效。可用於治療熱病津傷、口乾煩渴、胃陰不足、食少乾嘔、病後虛熱不退、陰虛火旺、骨蒸（指陰虛潮熱）勞熱、目暗不明、筋骨萎軟等症。《本草綱目》中記載石斛：補五臟虛勞羸弱（ㄌㄟ ˊ ㄖㄨㄛ ˋ，瘦弱），強陰益精，補內絕不足，輕身延年，治男子腰腳軟弱，益智清氣。

現代藥理研究表明，鐵皮石斛含有石斛多糖、氨基酸、黃酮、生物鹼及微量元素等多種對人體健康有益的活性成分，具有調節免疫、抗腫瘤、抗氧化、抗疲勞、保肝、護胃等作用。

石斛鮮汁飲

適合陰虛潮熱、咽乾口燥、
大便秘結的人群飲用。

材料／　鮮鐵皮石斛 120 克，蜂蜜
　　　　適量。

做法／　先將鮮鐵皮石斛洗淨，剪
　　　　切成小段，放入榨汁機中，
　　　　加入適量純淨水或開水，
　　　　榨汁，過濾後，加入適量。
　　　　蜂蜜調味，即可品飲。石斛渣可煮茶飲用或直接嚼碎
　　　　吞食。

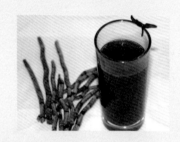

功效／　本藥茶具有養陰清熱、潤燥通便的功效。

石斛洋參茶

適合氣虛乏力、陰虛胃熱、
口氣重、好發口腔潰瘍的人
群飲用。

材料／　鮮鐵皮石斛 12 克，西洋參片 12 片。

做法／　先將鮮鐵皮石斛洗淨，剪碎，與西洋參一起放入壺中，
　　　　注入開水沖泡，加蓋悶 5 分鐘，即可品飲。鐵皮石斛與
　　　　西洋參亦可嚼碎吞食。

功效／　本藥茶具有滋陰養胃、補氣生津的功效。

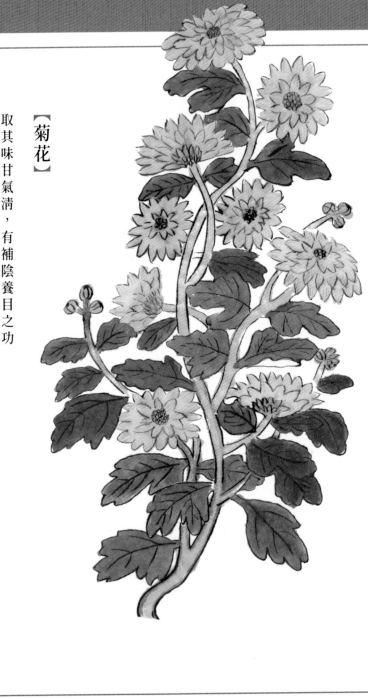

【菊花】

取其味甘氣清，有補陰養目之功

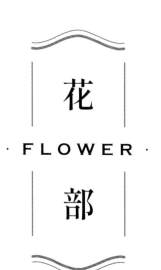

花
·FLOWER·
部

菊花

黃菊開時傷聚散。
曾記花前,共說深深願。
重見金英人未見。
相思一夜天涯遠。
羅帶同心閑結遍。
帶易成雙,人恨成雙晚。
欲寫彩箋書別怨。
淚痕早已先書滿。

——宋·晏幾道《蝶戀花·其十五》

菊花是花中四君子之一，在寒霜降臨、百花凋零之際傲霜獨放。《禮記·月令》：「季秋（指秋末）之月，鞠（ㄐㄩˊ，指菊花）有黃華。」菊色以黃色為正，故賞菊大多是說賞黃菊。又到了一年賞菊時節，一個妙齡女子靜靜地站在菊花叢中，看著黃菊爭相開放。回想去年分別之時，曾在花前許願並相約「來年菊花怒放之時，便是重聚之日」。轉眼間，一年已過，菊花雖然盛開，而心上人卻未如約而至。想要寫一封信表達內心的思念和哀怨之情，沒想到還未動筆，淚水已落滿了信箋。這世間最讓人看不得的，便是濃烈赤誠的感情到頭來的虛擲。

美味又健康之物。具有抗氧化、抗菌、抗感染、抗病毒、降血脂、舒血管及抗腫瘤等多種功效

◀ 註釋　① 金英：即黃菊。指黃菊花開的時節。

　　文人雅士都嚮往「朝飲木蘭之墜露兮，夕餐秋菊之落英」的生活，我們雖然做不到「朝飲木蘭之墜露兮」，但「夕餐秋菊之落英」的生活卻並不難實現。感恩大自然在賦予我們詩情畫意生活的同時，也應感恩她賦予我們的像菊花一樣的美味又健康之物。菊花性涼，味甘、苦，具有平肝明目、疏風散熱、清熱解毒的功效，適用於風熱感冒、頭暈頭痛、目赤腫痛等症。藥用菊花以亳菊、滁菊、貢菊和杭菊最為有名。《神農本草經》中記載：「菊花，味苦平，主風頭眩腫痛，目欲脫（指眼睛乾澀），淚出，皮膚死肌，惡風濕痹（ㄅㄧˋ，指關節風濕痛）。服之利血氣，輕身，耐老延年。」

　　現代藥理研究表明，菊花具有抗氧化、抗菌、抗感染、抗病毒、降血脂、舒血管及抗腫瘤等多種藥理作用。

菊花陳皮茶

適合脾氣暴躁、胃火口氣、胃脹胃痛、食欲不佳的人群飲用。

材料／ 白菊花 9 朵，陳皮 3 克。

做法／ 將白菊花、陳皮放入玻璃杯中，用適量開水沖泡，靜待 5 分鐘，即可品飲。

功效／ 本藥茶具有清熱疏風（指疏散風寒、風熱、風濕）、健脾開胃、行氣消食的功效。

杞菊決明茶

適合長期用眼、視物模糊、眼乾眼澀、大便乾硬的人群飲用。

材料／ 白菊花 9 朵，枸杞子 12 粒，決明子 3 克。

做法／ 將上述材料一起放入壺中，加入適量開水沖泡，加蓋悶 5 分鐘左右，即可品飲。

功效／ 本藥茶具有養肝明目、潤腸通便的功效。

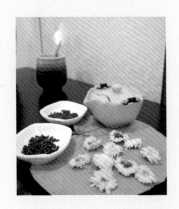

西紅花

詩詞裡的藥草

蘭陵美酒鬱金香，玉碗盛來琥珀光。
但使主人能醉客，不知何處是他鄉。

——唐·李白《客中行》

武則天養顏抗老第一方。爲活血化瘀的良藥，還可疏肝解鬱、美容養顏、延緩衰老

西紅花，又稱藏紅花、番紅花，既是一種花，也是一種香料，是通過絲綢之路，從波斯傳入中國的。中國在隋唐之前的史籍中就有記載西紅花，當時稱這些來自印度的神秘花朵為「郁金」或「鬱金香」，隨著佛教的興盛，它最先是用作禮佛。這首詩表達了詩人對西紅花的讚美之情。在蘭陵美酒中加入幾根西紅花，用白玉似的瓷碗盛上一碗，可以看到那令人心動的如琥珀一般的顏色，甚是美哉，拿它來招待客人，主人和賓客皆會不知不覺喝醉，渾然不知自己來自哪裡、將要去往何處。

　　西紅花的原產地在西班牙、希臘、小亞細亞、波斯等地，經印度傳入中國西藏，再由西藏傳入內地，人們誤認為是西藏所產，故又稱「藏紅花」。西紅花的用藥部位並不是花朵，而是它花柱的上部及柱頭。中醫學認為，它具有活血化瘀、散鬱開結的功效，可以治療憂思鬱結、胸膈痞悶、吐血、婦女經閉、產後瘀血腹痛等病症。《飲膳正要》中記載西紅花「主心憂鬱積，氣悶不散，久食令人心喜」。《本草品匯精要》言：「主散鬱調血，寬胸膈，開胃進飲食，久服滋下元，悅顏色。」可見西紅花不僅是活血化瘀的良藥，還可疏肝解鬱，女性食用能夠美容養顏、延緩衰老，據說武則天服用的養顏第一方中就有西紅花。

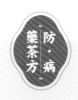

西紅花降脂茶

適合血脂較高、動脈硬化、
視物模糊、體型肥胖的人群
飲用。

材料／ 西紅花9根,山楂3片,
決明子15粒,蜂蜜適量。

做法／ 將上述材料放入玻璃杯
中,沖入適量開水,靜待
5分鐘,加蜂蜜調味,即
可品飲。

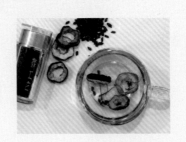

功效／ 本藥茶具有活血化瘀、明
目降脂的功效。

西紅花杞菊茶

適合膚色黯滯、面部色斑、
眼目乾澀、頭昏頭痛、月經
色黯的人群飲用。

材料／ 西紅花9根,白菊花6朵,枸杞子12枚,紅棗3枚。

做法／ 先將紅棗切開去核,切成細絲,與其他材料一起放入杯
中,沖入開水,加蓋悶10分鐘,即可品飲。

功效／ 本藥茶具有活血養顏、養肝明目的功效。

玫瑰花

芳 菲 移 自 越 王 台 ，最 似 薔 薇 好 並 栽 。
穠 豔 盡 憐 勝 彩 繪 ，嘉 名 誰 贈 作 玫 瑰 。
春 藏 錦 繡 風 吹 拆 ，天 染 瓊 瑤 日 照 開 。
為 報 朱 衣 早 邀 客 ，莫 教 零 落 委 蒼 苔 。

—— 唐 · 徐 夤《司 直 巡 官 無 諸 移 到 玫 瑰 花》

調理氣血的美顏藥草。還可消除疲勞，促進傷口癒合，保護肝臟胃腸功能

詩中首句以「芳菲」借代玫瑰。玫瑰是自越王台移栽的，跟薔薇一起栽種，玫瑰的形態似薔薇，但又有別於薔薇；「穠豔盡憐勝彩繪，嘉名誰贈作玫瑰」，描寫了玫瑰花的顏色多樣且豔麗如同彩繪一般，玫瑰之嘉名不知誰人所取。「春藏錦繡風吹拆，天染瓊瑤日照開」，描寫了玫瑰花在春天盛開的時節，春風吹起散落的玫瑰花瓣，那隨風飛舞如美玉之色的花瓣似日光一樣豔麗。最後一句寫出玫瑰花為了不辜負那一身的嬌豔，於是綻放讓人欣賞，不願凋謝後淒涼了蒼苔。

◀ 註釋　① 越王台：春秋時越王勾踐登臨之處。② 徐夤：ㄒㄩˊ ㄧㄣˊ，晚唐文學家，擅作賦。

提到玫瑰花很多人都會聯想到浪漫的愛情，因此玫瑰花相比其他花類，多了一份柔情。殊不知，玫瑰花不僅可以用做表達愛意，還可以作為中藥使用。中醫學認為，玫瑰花味甘、微苦，性溫，具有理氣解鬱、活血散瘀和調經止痛等功效。此外，玫瑰花的藥性溫和，能夠溫養人的心肝血脈，舒發體內鬱氣，起到鎮靜、抗抑鬱的作用。《本草正義》中記載：「玫瑰花，香氣最濃，清而不濁，和而不猛，柔肝醒胃，流氣活血，宣通窒滯而絕無辛溫剛燥之弊，斷推氣分藥之中，最有捷效而最為馴良者，芳香諸品，殆無其匹。」

現代研究表明，玫瑰花揮發油中主要成分為香茅醇、橙花醇、丁香油酚、苯乙醇。可以促進血液迴圈，養顏美容，還可消除疲勞，促進傷口癒合，保護肝臟胃腸功能，長期飲用玫瑰花茶亦有助於促進新陳代謝等。

玫瑰花蜜飲

適合精神壓力較大、氣血不調的女性人群飲用。

材料／ 乾玫瑰花 9 朵,蜂蜜適量。

做法／ 將玫瑰花放入玻璃杯中,
注入開水,等待 5 分鐘左
右,水溫合適時,加入蜂
蜜調味,即可品飲。

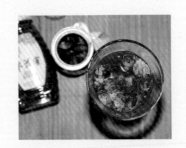

功效／ 本藥茶具有解鬱降火、滋
陰美容、調理氣血等功效。

玫瑰花棗茶

適合陰虧血少、脾胃虛弱、
容易疲勞的人群飲用。

材料／ 乾玫瑰花 9 朵,紅棗 3 枚,桂圓乾 3 個,枸杞子 12 枚,
紅茶、蜂蜜各適量。

做法／ 先將紅棗去核,切絲,然後將所有材料放入壺中,注入
開水沖泡,等待 5 分鐘左右,即可品飲。

功效／ 本藥茶具有滋陰養血、溫脾補氣、開鬱提神的功效。

白扁豆花

詩詞裡的藥草

碧水迢迢漾淺沙，幾叢修竹野人家。
最憐秋滿疏籬外，帶雨斜開扁豆花。

——清·查學禮《扁豆花》

等症，也能防治腦出血、高血壓等心腦血管疾病

的功效，常用於治療痢疾、泄瀉、赤白帶下、夏傷暑濕

怯濕效果極佳的藥草。具有健脾和胃、清暑化濕、利尿

這是一首描寫扁豆花盛開時鄉野風光的詩。詩人走在田間湖畔的小路上，看到清澈碧綠的湖水蕩漾，清澈得可以看見水下的泥沙；一叢叢的竹林圍繞在山野人家的房前屋後。秋風吹起，秋雨綿細，拍打著籬笆外剛開放的嬌嫩的扁豆花，讓人心生憐惜。扁豆花盛開在籬笆之上，它的藤蔓恣意攀長著，不畏風雨。扁豆花並非嬌花，故而面對秋風秋雨的磨礪，它搖曳生姿，不願平庸地隨俗沉浮。不同的人品出不同的味道，淒涼、寥落、歡喜。

穀雨前後，農村幾乎每家都會種

上幾種瓜果蔬菜，一定少不了扁豆。到了夏天，農家庭院的牆上、籬笆上便開滿了淡紫色、蝴蝶狀的扁豆花。扁豆花又稱南豆花，性平，味甘，具有健脾和胃、清暑化濕、利尿的功效，常用於治療痢疾、泄瀉、赤白帶下、夏傷暑濕等症。《本草便讀》記載：「（扁豆花）赤者入血分而散瘀，白者入氣分而行氣，凡花皆散，故可消暑散邪，以治夏月泄痢等證也。」

現代研究發現白扁豆花中含有蛋白質、脂肪、粗纖維、微量元素、維生素 B2、胡蘿蔔素等。其中含有的芸香苷能維持及恢復毛細血管的正常彈性，用於防治腦出血、高血壓等心腦血管疾病。此外，發現白扁豆花對急性細菌性痢疾具有良好的治療作用。

扁豆花冰糖水

適合夏季脾胃濕熱、胃口不開、頭身困重的人群飲用。

材料／ 白扁豆花9朵，冰糖適量。

做法／ 將白扁豆花放入玻璃杯中，沖入適量開水，放入適量冰糖調味，稍攪拌，靜待5分鐘，即可品飲。

功效／ 本藥茶具有清暑化濕、健脾和中的功效。

扁豆花陳皮茶

適合脾胃虛弱、面色萎黃、消化不良的人群飲用。

材料／ 白扁豆花9朵，陳皮絲3克。

做法／ 將白扁豆花和陳皮放入壺中，沖入適量開水，靜待5分鐘，即可代茶品飲。

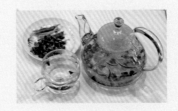

功效／ 本藥茶具有健脾開胃、行氣化濕的功效。

FLOWER
/
05

百合花

詩 詞 裡 的 藥 草

真葩固自異，美豔照華館。
葉間鵝翅黃，蕊極銀絲滿。
並蕚雖可佳，幽根獨無伴。
才思羨遊蜂，低飛時款款。

—— 宋·韓維《百合花》

具極高的食療價值。具有養陰潤肺、清心安神、補中益氣的功效，用於陰虛久咳、虛煩驚悸、失眠多夢等症狀

這首詩描寫了百合花盛開時的美景。綻放的百合花黃白相間，銀蕊如絲，亭亭玉立，宛若仙子。百合花不爭嬌豔，不比華貴，可謂是「真葩」。花開的同時，其根卻在寂靜的土壤深處獨處。生處一地，花在上芳華美豔，根卻在下默默無聞，同是一株，卻有不同命運，然而沒有根在大地中汲取營養，也看不到花姿婀娜。若能化作一隻遊蜂，我願繞其花根慢慢地飛舞，伴其左右。

百合花素有「雲裳仙子」之稱，是婚禮上必不可少的吉祥花卉，常取百合花「百年好合」、「百事合意」

之意。百合花的地下部分，就是人們在菜場常見的百合了，可作為蔬菜食用。在中國，食用百合具有悠久的歷史，中醫學認為百合具有養陰潤肺、清心安神、補中益氣的功效，用於陰虛久咳、虛煩驚悸、失眠多夢等症狀。《日華子本草》言百合「安心，定膽，益志，養五臟。」《本草正義》記載：「百合之花，夜合朝開，以治肝火上浮，夜不成寐，甚有捷效，不僅取其夜合之義，蓋甘涼泄降，固有以靖浮陽而清虛火也。」

現代研究表明，百合花富含蛋白質、糖，以及磷、鐵等多種微量元素，具有極高的醫療價值和食用價值。

清涼醒神飲

適合心情煩躁、精神不振、咽喉不舒的人群飲用。

材料／ 百合花 3 朵，菊花 3 朵，
薄荷葉 3 片，綠茶 3 克。

做法／ 將上述材料放入壺中，沖
入適量開水，靜待 3 分鐘，
濾出茶湯，即可品飲。

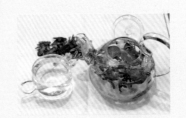

功效／ 本藥茶具有清心提神、疏
肝解鬱的功效。

百合花洋參茶

適合乾咳無痰、心煩失眠、
神疲乏力、皮膚乾燥的人群
飲用。

材料／ 百合花 3 朵，西洋參 9 片，大棗 3 枚，枸杞子 12 枚。

做法／ 將大棗去核切絲，然後同百合花、西洋參、枸杞子一起
放入壺中，沖入適量開水，加蓋悶 5 分鐘，濾出茶湯，
即可品飲。

功效／ 本藥茶具有潤肺養心、補氣安神、養顏抗衰的功效。

FLOWER
/
06

代代花
（枳花）

◆
詩 詞 裡 的 藥 草

晨起動征鐸，客行悲故鄉。
雞聲茅店月，人跡板橋霜。
槲葉落山路，枳花明驛牆。
因思杜陵夢，鳧雁滿回塘。

—— 唐‧溫庭筠《商山早行》

詩人寫道：黎明是遊子該動身啟程的時刻，只是念及這一路上的奔波勞頓，讓人不由思念起溫暖的故鄉來。雄雞啼鳴，意味著新篇章已經開始，但居住的茅屋仍舊籠罩在清冷的月光之中。雖然心裡有些不捨，仍跟隨著早行者的腳步踏上前途未知的旅程。鋪滿銀霜的山路上，槲樹的葉子紛紛落下，而驛牆旁邊的枳樹卻打破了拂曉時分的淒冷，以盛開的白色枳花為人們指引著前方的路。在霜寒料峭的早春時節，枳花便已立在枝頭，引著早行人登途了。春天來了，鳧雁大概已經在故鄉的回塘裡嬉戲了吧？而自己，卻離家日遠，只能在午夜夢迴中再遊一次故鄉。《周禮·考工記》記載：「橘逾淮而北為枳，……此地氣然也。」枳樹開的花，即枳花，也叫做代代花。

香氣濃郁，可解除緊張不安和憂鬱。具有抗氧化、抗炎、抗腫瘤、抗病毒、促進胃腸蠕動等功效

◀ 註釋　①枳：ㄐㄧˇ，一種小枸橘。②鳧：ㄈㄨˊ，如鴨略大之鳥類。

代代花在春天開放，濃香撲鼻，花後結出綠色果實，入冬之後變為橙黃色，翌年夏天就又轉為綠色，繼續生長，入冬又轉為橙黃色，可數年不凋落，老果宿存，新果續生，幾代同堂，故稱「代代花」。代代花性微寒，味苦、酸，具有行氣寬中、解鬱、消食、和胃化痰的功用，常用於胸腹痞（ㄆㄧˇ，指腹中生硬塊）悶脹痛、消化不良、嘔吐、痰飲等症。代代花香氣濃郁，聞之令人忘倦，可鎮定心情，解除緊張不安。代代花作為藥食兩用之品，其減肥與美容功用也逐漸被認同並應用。

現代研究表明，代代花中含有豐富的柚皮苷、橙皮苷、新橙皮苷等揮發油，具有抗氧化、抗炎、抗腫瘤、抗病毒、促進胃腸蠕動等藥理作用。

二花解鬱茶

適合胸脘痞悶（指胸部和胃部睹塞脹悶）、不思飲食、心情低落、工作壓力大的人群飲用。

材料／ 代代花9朵，玫瑰花9朵，蜂蜜適量。

做法／ 將代代花、玫瑰花放入玻璃杯中，用開水沖泡，靜待5分鐘左右，加入適量蜂蜜調味，即可品飲。

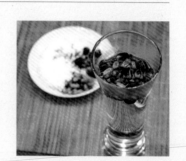

功效／ 本藥茶具有疏肝和胃、理氣解鬱的功效。

代代花陳皮茶

適合情緒焦慮、消化不良、腹中脹氣、咳嗽有痰的人群飲用。

材料／ 代代花9朵，陳皮絲3克，蜂蜜適量。

做法／ 將代代花、陳皮絲一起放入玻璃杯中，用開水沖泡，等待5分鐘左右，加入適量蜂蜜調味，即可品飲。

功效／ 本藥茶具有行氣寬中、消食化痰的作用。

槐花

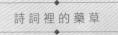

詩詞裡的藥草

雨中妝點望中黃，句引蟬聲送夕陽。
憶昔當年隨計吏，馬蹄終日為君忙。

——唐·翁承贊《題槐》

國槐花開時，正值雨季，詩人望著金黃色的槐花，靜待雨中，聽蟬聲一曲，送夕陽西下。俗雲：「槐花黃，舉子忙。」謂槐之開花時，乃進京赴舉之日。寒窗苦讀，金榜題名，幾家歡樂幾家愁。「年年歲歲花相似，歲歲年年人不同」，古有科舉，今有高考，學子們任重道遠啊！

詩中所說的槐樹，是民間所謂的「國槐」，其花色純黃，花開成串，卻帶著一種苦澀味。與之相對的洋槐，雖是近親，但有不同。洋槐開花時，空氣中泛著香甜的味道，可以用來做吃食。

治療痔瘡的常用藥物。有涼血止血、清肝瀉火的功效，也有抗氧化、抗炎、降血壓、調節免疫等作用

槐花未開放時採收其花蕾，稱為「槐米」；花開放時採收，稱為「槐花」。《本草綱目》對槐花的記載：「未開時採收，陳久者良，入藥炒用，炒香頻嚼，治失音及喉痹（ㄅㄧˋ，麻木失去知覺），又療吐血衄（ㄋㄩˋ，指鼻子出血）血，崩中漏下（指陰道大量出血）。」中醫學認為槐花性味涼苦，有涼血止血、清肝瀉火的功效。用於肝熱目赤、血痢（指糞便中有血色黏液）崩漏、痔血衄血、潰瘍性結腸炎、高血壓病等，也是治療痔瘡的常用藥物。

現代研究表明槐花除含有人體必需營養素外，還富含槲皮素、芸香苷、槐花多糖、葉黃素等多種植物化學物，有抗氧化、抗炎、降血壓、調節免疫等作用。

槐花蜂蜜水

適合有目赤咽痛、痔瘡出血
等症狀的人群飲用。

材料／ 乾槐花 9 朵，蜂蜜適量。

做法／ 將槐花放入玻璃杯中，開
水沖泡，等待約 5 分鐘，
加入適量蜂蜜調味，即可
品飲。

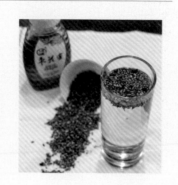

功效／ 本藥茶具有清熱潤燥、涼
血止血的作用。

槐花夏菊茶

適合有急躁易怒、乳房脹痛、
眼目昏花、痔瘡出血等症狀
的人群飲用。

材料／ 乾槐花 9 朵，夏枯草 3 克，菊花 6 朵。

做法／ 將上述材料投入壺中，加開水沖泡，加蓋悶約 5 分鐘，
濾出茶湯，加入蜂蜜調味，即可品飲。

功效／ 本藥茶具有清肝明目、瀉熱涼血的功效。

金銀花

——— ◆ ———

詩 詞 裡 的 藥 草

——— ◆ ———

金 銀 賺 盡 世 人 忙 ， 花 發 金 銀 滿 架 香 。
蜂 蝶 紛 紛 成 隊 過 ， 始 知 物 態 也 炎 涼 。

—— 清 · 蔡淳《金銀花》

為清熱解毒的良藥。主治各種熱性病，同時具有抗菌消炎、增強免疫力、抗衰老、防癌變的作用

詩人以金銀花為題作詩，感慨在這個世界上，人們貪愛金銀財寶。同樣在自然界裡，盛開的金銀花非常美麗，白色及黃色的花朵佈滿花架，清香四溢。這時候，採花釀蜜的蜜蜂、蝴蝶會成群結隊飛來，紛紛撲向盛開的金銀花。看到這樣的情景，感到自然界的物態和人世間一樣，對誘惑的事物趨之若鶩。詩人認為，世人就如這些蜜蜂和蝴蝶一樣，追逐貪戀金銀。

金銀花又名「忍冬花」，因其秋末老葉枯落時，葉腋間已萌新綠，凌冬不凋，故名「忍冬」。又由於其花初開為白色，後轉為黃色，時常可見

黃白之花共纏枝頭，方得「金銀花」之名。清代《費縣誌》中記載：「花有黃白故名金銀花，從前間有之，不過采以代茶，至嘉慶初，商旅販往他處。」可見金銀花在古代已經被作為茶品販賣了。中醫學認為，金銀花味甘，性寒，自古被譽為清熱解毒的良藥，具有清熱解毒、疏散風熱、補虛療風的功效，主治各種熱性病，如溫病發熱、出疹發斑、咽喉腫痛、紅腫熱痛、熱毒癰（ㄩㄥ，皮膚化膿腫脹）瘍等病症。《滇南本草》中記載金銀花「清熱，解諸瘡、癰疽發背、無名腫痛，補虛療風，久服延年」。金銀花甘寒清熱不傷胃，芳香透達可祛邪，故可代茶飲用，防病保健。

　　現代研究發現，金銀花含有多種人體必需的微量元素和營養成分，同時含有多種對人體有利的活性酶物質，具有抗菌消炎、增強免疫力、抗衰老、防癌變的作用。

金銀杞菊飲

適合咽喉腫痛、心煩易怒、目赤眵（ㄔ，眼睛分泌物）多的人群飲用。

材料／ 金銀花 18 朵，菊花 6 朵，枸杞子 12 枚，蜂蜜適量。

做法／ 將金銀花、菊花、枸杞子放入壺中，用開水沖泡，靜待 5 分鐘，水溫合適時，調入適量蜂蜜，即可品飲。

功效／ 本藥茶具有清熱解毒、養肝明目的功效。

金銀檸檬水

適合牙齦腫痛、咽喉疼痛、咽乾口渴的人群飲用。

材料／ 金銀花 18 朵，檸檬片 1 片，蜂蜜適量。

做法／ 將金銀花、檸檬片放入玻璃杯中，加入開水沖泡，靜待 5 分鐘，調入適量蜂蜜，即可品飲。

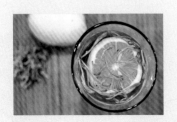

功效／ 本藥茶具有清熱解毒、生津止渴的功效。

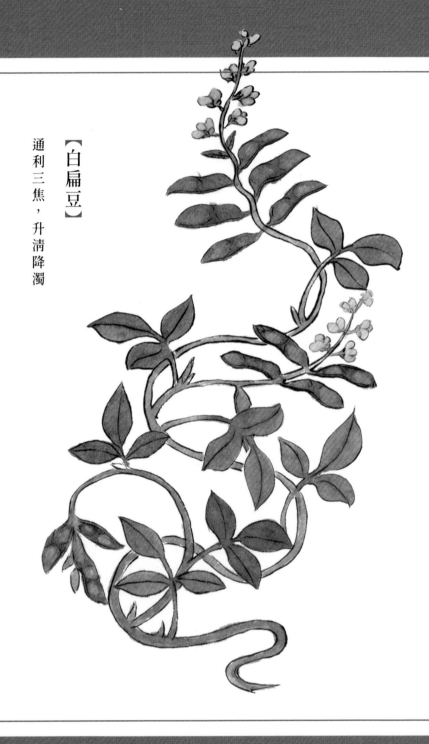

【白扁豆】

通利三焦，升清降濁

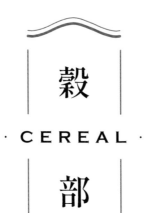

· CEREAL ·

穀部

麥芽

詩詞裡的藥草

大麥乾枯小麥黃，婦女行泣夫走藏。
東至集壁西梁洋，問誰腰鐮胡與羌。
豈無蜀兵三千人，部領辛苦江山長。
安得如鳥有羽翅，托身白雲還故鄉。

——唐·杜甫《大麥行》

開胃助消化，尤其適合麵食愛好者。

具有行氣消食、健脾開胃、退乳消脹的功效

　　詩人看到大麥已經成熟乾枯，小麥也已經青黃。婦人邊走邊哭，因為她們的丈夫都向東逃到了集州和壁州，或向西跑到了梁州和洋州藏起來；哪還管遇到腰間配帶彎刀的是胡人還是羌人。三千蜀兵為了逃命，不怕道路悠長，疲於奔命，故不能及時救護。老百姓沒辦法像鳥兒一樣長出翅膀，飛上天空返回家鄉。該詩描寫了安史之亂之後，邊境被侵襲，麥熟而為羌胡所收割，士兵少，又疲於奔命，不能保護老百姓。這首詩表達了詩人對亂世百姓的深切同情。

　　麥芽是詩中所提到「大麥」所發的嫩芽乾燥製成的，亦稱麥蘗（ㄋㄧㄝˋ）、大麥芽、大麥毛。麥

芽味甘性平，具有行氣消食、健脾開胃、退乳消脹的功效，常用於治療食積不消、脘腹脹痛、脾虛食少、乳汁鬱積、乳房脹痛、婦女斷乳等症。《滇南本草》記載麥芽「寬中，下氣，止嘔吐，消宿食，止吞酸吐酸，止瀉，消胃寬膈，並治婦人奶乳不收，乳汁不止」。麥芽不僅可以入藥，也可用作食品，麥芽炒製泡水，伴隨著熱氣可以聞到有一股濃濃的麥香，可以開胃助消化，是一款尤其適合麵食愛好者的飲品選擇。

現代研究顯示，麥芽含澱粉酶、蛋白質、蛋白酶、B族維生素、卵磷脂、麥芽糖、葡萄糖等成分，有助於澱粉類食物消化，抑制血糖的升高，同時還可促進胰島素的分泌，有益於治療糖尿病。大劑量麥芽可抑制泌乳素釋放，常用於回乳及治療高泌乳素血症。

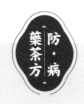

麥芽普洱茶

適合慢性腹瀉、消化不良、食欲不振的人群飲用。

材料／ 炒麥芽 3 克，普洱茶 3 克。

做法／ 先將普洱茶放入壺中，加入開水洗 1 遍，棄去茶湯。然後向壺中投入炒麥芽，再次加水沖泡，靜待約 3 分鐘，濾出茶湯，即可品飲。

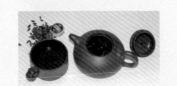

功效／ 本藥茶具有消食健脾、利濕止瀉的功效。

麥芽山楂茶

適合食後胃脹、消化不良、血脂較高、身體肥胖的人群飲用。

材料／ 炒麥芽 3 克，山楂 3 片，蜂蜜適量。

做法／ 將炒麥芽、山楂片投入玻璃杯中，加開水沖泡，靜待 5 分鐘，調入適量蜂蜜，即可品飲。

功效／ 本藥茶具有健脾開胃、消食除脹、降脂減肥的功效。

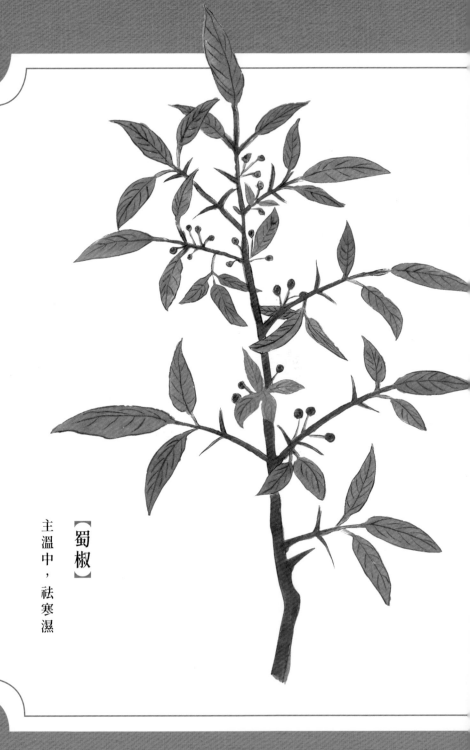

【蜀椒】

主溫中，袪寒濕

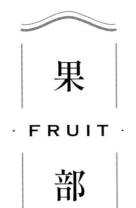

果
·FRUIT·
部

烏梅

詩詞裡的藥草

累累青子綴枝丫，一味含酸軟齒牙。
不獨曹軍資止渴，也曾調鼎佐商家。

——宋·楊公遠《梅實》

生津止渴。主治久咳、久瀉、虛熱煩渴、久瘧、痢疾、嘔吐等症。還具有抑菌、鎮咳、抗腫瘤、抗過敏、抗氧化等作用

梅實，未熟時為青梅，熟時為黃梅。青梅加工，即成烏梅。遠遠望去，青色的梅子綴滿枝丫，甚是好看，但一入口能「軟齒牙」，可知其酸。以前大人會叮囑孩子：「桃飽人，杏傷人，梅子樹下埋死人。」意思是說梅子吃多了傷人。不說吃多傷人，但就其酸，也惶惶不敢多吃吧。話說曹操行軍渴了，對士軍們說：「前有梅林，梅子甘酸，可解渴。」士兵聽了這番話，口水都流出來了，曹操就利用這個辦法使軍隊得以趕到前面的水源。「望梅止渴」的故事離我們生活太遠，然商家將梅子製成各種小吃可就隨處可見了。可見烏梅佐食，古已有之。

　　烏梅為梅樹未成熟的果實，夏至前後採收，經煙火薰製而成，《本草綱目》中便記載：「梅實采半黃者，以煙熏之為烏梅。」烏梅外表顯黑褐色，果皮皺縮，以肉厚味酸為佳。炎炎夏日，揮汗如雨，此時能喝上一杯酸甜可口的酸梅湯，定是清爽止渴，心曠神怡。酸梅湯中最重要的原料便是烏梅。烏梅能食藥兼用，不僅可製作成酸梅湯，更是一味有諸多功效的中藥。烏梅味酸、澀，性平無毒，具斂肺生津、澀腸安蛔之功，主治久咳、久瀉、虛熱煩渴、久瘧、痢疾、嘔吐等症。

　　現代研究發現，烏梅中含有豐富的有機酸和多種氨基酸，含有豐富的微量元素，具有抑菌、鎮咳、抗腫瘤、抗過敏、抗氧化等作用。

烏梅生津飲

適合虛熱口渴、肺虛久咳、口乾咽燥、久瀉便溏的人群飲用。

材料／ 烏梅 3 枚，冰糖或蜂蜜適量。

做法／ 將烏梅、冰糖或蜂蜜一起放入杯中，以開水沖泡，待冰糖或蜂蜜稍融化後，水溫合適，即可品飲。

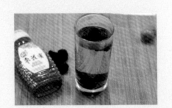

功效／ 本藥茶具有生津止渴、斂肺止咳的功效。

烏梅陳皮茶

適合久咳久瀉、噯氣噁心、咽乾口渴、虛熱煩渴的人群飲用。

材料／ 烏梅 3 枚，陳皮絲 3 克，紅棗 3 枚，冰糖適量。。

做法／ 將紅棗去核切絲，與烏梅、陳皮絲和冰糖一起放入杯中，沖入開水，靜待 5 分鐘，即可品飲。

功效／ 本藥茶具有理氣化痰、養胃生津的功效。

大棗

銀地無塵金菊開，紫梨紅棗墜莓苔。
一泓秋水一輪月，今夜故人來不來。

——唐・喻鳧《憶友人》

滋補上品，藥性和緩，適合常食。能夠促進睡眠、

消除疲勞、調節免疫、保護肝臟、防治心血管系統疾病

本詩是詩人感慨佳節將至，懷念友人而作。詩人寫道：秋天到了，中秋近在眼前，一輪皎潔的明月照耀大地，地面如起銀霜，秋風拂過，金菊花開，梨子紅了，棗子熟了，掉落在長滿青苔的地面上。天空的一輪明月映照在池塘中，思念之情滿上心扉，今晚我的朋友會不會來和我相會團圓呢？這首詩字裡行間見景生情，思念之情在淨寂的秋景中漫溢，對故人的懷念盡在不言中。大棗基本上是在中秋節前後採收的，如採收不及時，熟透的大棗便會自行掉落，甚是可惜。

大棗又名紅棗，在中國種植歷史

悠久，自古以來就被列為「五果」之一。《神農本草經》便有記載大棗為諸藥之上品。中醫學認為，大棗味甘，性溫，具有補中益氣、養血安神的功效，還可平胃氣、通九竅、和百藥。常用於脾虛食少、乏力便溏、婦人髒躁等病症。《本草綱目》記載紅棗「安中，養脾氣，平胃氣，通九竅，助十二經，補少氣、少津、身中不足，大驚、四肢重，和百藥。久服延年輕身。」可見大棗在滋補品中有其獨特的地位，藥性和緩，適合常食。

現代研究認為，大棗富含蛋白質、脂肪、糖類、胡蘿蔔素、B 族維生素、維生素 C，以及鈣、鉀、鐵等多種微量元素，能夠促進睡眠、消除疲勞、調節免疫、保護肝臟，對防治心血管系統疾病有良好的作用。

棗薑紅糖水

適合胃寒不適、神疲乏力、面色少華的人群飲用。

材料／　大棗 3 枚，生薑 1 片，紅糖適量。

做法／　先將大棗去核，與生薑一起切絲，放入杯中，加入紅糖，沖入適量開水，靜待 5 分鐘，即可品飲。

功效／　本藥茶具有驅寒暖胃、補血養顏的功效。

果部　　　121

棗杞洛神飲

適合氣血不足、乏力氣短、食欲不振、兩目乾澀、顏面色斑的人群飲用。

材料／　大棗 3 枚，枸杞子 12 枚，洛神花 1 朵。

做法／　先將大棗去核切絲，與枸杞子、洛神花一起放入玻璃杯中，沖入適量開水，靜待 5 分鐘，即可品飲。

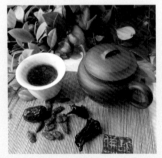

功效／　本藥茶具有補氣養肝、開胃消食、祛斑養顏的功效。洛神花又名玫瑰茄、洛神葵等，有「植物紅寶石」的美譽，具有健胃消食、斂肺止咳的功效。

山楂

詩 詞 裡 的 藥 草

紺紅透骨油拳薄，滑膩輕砸粉臘勻。
草罷軍書還滅跡，咀來枯思頓生津。

—— 清·高士奇《果子單》

被視為長壽食品。老年人常吃能增強食慾、

改善睡眠、預防心腦血管疾病

　　說起山楂，最先浮現於腦中的便是冰糖葫蘆，給童年留下了一抹香甜的色彩。但另有一種小吃，名叫果皮丹，雖不比冰糖葫蘆，也同樣是許多人童年的回憶。但卻少有人知道，果皮丹最初是用來寫密信的。果皮丹紺紅透亮，物薄如紙。清朝康熙年間，為平定葛爾丹叛亂，康熙御駕親征。戰時，為了保密，八旗軍來往的書信就用墨寫在用山楂做的果皮丹上，看完密信後馬上吃掉，既能保密，又可生津開胃，真可謂「一吃多用」了。

　　山楂樹是我國的特有果樹，山楂又名山裡紅、紅果、山裡果等。在中

國，山楂食用、加工和入藥的歷史已經有三千多年了。山楂營養價值高，具有保健作用，味酸爽口，是藥食兩用的佳品。中醫學認為，山楂味酸、甘，性微溫，具有消食健胃、行氣散瘀、化濁降脂等功效，可用於肉食積滯、胃脘（ㄨㄢˇ，胃部）脹滿、瀉痢腹痛、瘀血經閉、產後瘀阻、胸痹心痛、高脂血症等。《本草綱目》中記載：「山楂化飲食，消肉積……凡脾弱食物不克化、胸腹酸刺脹悶者，於每食後嚼二三枚，絕佳。」

現代藥理研究顯示，山楂果實含十八種氨基酸，其中包括人體必需的八種氨基酸，老年人常吃能增強食欲、改善睡眠、預防心腦血管疾病，故被人們視為「長壽食品」。

山楂絞股藍茶

適合食欲不振、消化不良、肉食積滯、血脂較高、體型肥胖的人群飲用。

材料／　山楂 6 片，絞股藍 1 克，蜂蜜適量。

做法／　將山楂、絞股藍放入杯中，用開水沖泡，等待 5 分鐘左右，水溫合適時，調入適量蜂蜜，即可品飲。

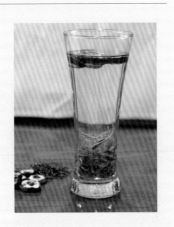

功效／　本藥茶具有消食開胃、化濁降脂的功效。

山楂金銀花飲

適合感冒食欲不振、納食不香、咽喉不適的人群飲用。

材料／　山楂 6 片，金銀花 15 朵，蜂蜜適量。

做法／　將山楂、金銀花放入杯中，用開水沖泡，等待5分鐘左右，水溫合適時，調入適量蜂蜜，即可品飲。。

功效／　本藥茶具有消食開胃、清熱解毒的功效。

陳皮

橘柚懷貞質，受命此炎方。
密林耀朱綠，晚歲有餘芳。
殊風限清漢，飛雪滯故鄉。
攀條何所歎，北望熊與湘。

—— 唐 · 柳宗元《南中榮橘柚》

主要用於脾胃氣滯引起的胸腹脹滿、食少吐瀉、咳嗽痰多等病症。也具有抗氧化、降脂、抗炎、保肝等作用

詩人寫道：橘柚懷有堅貞的品性，受大自然的使命生長在炎熱的南方。茂密的林中，綠葉下耀眼的是那橙黃的果子，成熟的果實在歲末還會散發陣陣芳香。南北的橘柚具有不同的品質，漫天飛舞的雪花滯留在北國故鄉。詩人雙目凝視北面的熊、湘兩山，手攀橘柚枝條，歎息什麼呢？詩人歎息自己不能像橘柚一樣生活在原來的出生之地，思歸不能，不能實現自己的濟世抱負，表達了詩人長久積鬱心中的不平和怨憤。

製作陳皮的果實與詩中所描寫的橘柚稍有不同，但芳香的氣息和功效類似，南方出產較多，也許詩人看到的是類似其家鄉的果實而引起了鄉愁。

　　陳皮，又稱為廣陳皮、橘皮，存
期不足三年的稱果皮或柑皮，存期足
三年或以上的才稱為陳皮，年份越高
的陳皮越陳香醇厚，更有著「百年陳
皮勝黃金」的說法。陳皮味辛、苦，
性溫，具有理氣健脾、燥濕化痰的功
效，主要用於脾胃氣滯引起的胸腹脹
滿、食少吐瀉、咳嗽痰多等病症。陳
皮可用來製成陳皮餅、陳皮糖、陳皮
梅、陳皮薑，或者用來入湯、燒菜，
直接用來泡茶味道亦香醇。《本草綱
目》記載橘皮「為脾、肺二經氣分藥」，
能「療嘔噦反胃嘈雜，時吐清水，痰
痞（指痰濕）痎瘧（ㄐㄧㄝˊ ㄋㄩㄝˋ，
指經年不癒的老瘧疾），大腸秘塞，婦
人乳癰（ㄩㄥ，指乳房紅腫化膿）。入
食料，解魚腥毒」。

　　研究表明，陳皮主要含黃酮類、
生物鹼類、檸檬苦素類化合物，揮發
油和微量元素等成分，現代藥理研究
發現陳皮具有抗氧化、降脂、抗炎、
保肝等作用。

陳皮薑糖水

適合風寒感冒、咳嗽痰少，胃寒腹脹、胃口不開的人群飲用。

材料／ 陳皮絲 3 克，薑絲少許，紅糖適量。

做法／ 將陳皮絲與薑絲一起放入玻璃杯中，沖入開水，等待 5 分鐘，加入適量紅糖調味，即可品飲。

功效／ 本藥茶具有寬胸理氣、溫胃祛寒的功效。

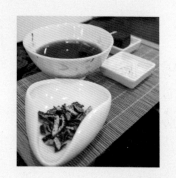

陳皮荷葉茶

適合脾虛食少、消化不良、體態肥胖、血脂較高的人群飲用。

材料／ 陳皮絲 3 克，乾荷葉 1 克，乾山楂 3 片，蜂蜜適量。

做法／ 將陳皮絲、乾荷葉、乾山楂片放入杯中，沖入適量開水，等待 5 分鐘，可加入適量蜂蜜調味，即可品飲。

功效／ 本藥茶具有健脾化濕、開胃消食、降脂減肥的功效。

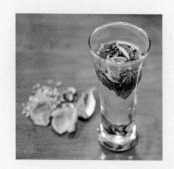

果部

129

佛手

香櫞無大小，十指總離離。
絕似青蓮舉，初開玉手時。
芬須霜氣滿，味待露華滋。
未共壺柑熟，人愁入掌遲。

—— 清‧屈大均《佛手柑‧其一》

能抗抑鬱、抗炎、抗菌、抗腫瘤、降血壓、抗衰老

具有疏肝理氣、和胃止痛、燥濕化痰的功效。

佛手是香櫞①的變種之一。柑橘家族有三大元老，橘子、柚子和香櫞，且各有各的個性。不過說到變異，真是令人歎為觀止。不說任意兩種在一起可以產生「新生命」，單個個體都能嫁接繁殖。其似高舉的青蓮，又如張開的玉手。寒風已至，佛手依然屹立於其中，展示其強烈的生命氣息。佛手有奇香，因此作為一個擁有悠久的聞香歷史的民族，佛手自然不會被輕易放過。取七八個佛手，堆放在大盤之中，陳設在香案之上，滿室芳香。也難怪人們在其未成熟之時就已經心癢難耐，恨不得能夠立即採摘。

◀ 註釋 ① 香櫞：ㄒㄧㄤ　ㄩㄢˊ，圓佛手柑的別名。

佛手又稱佛手柑，氣味香甜濃郁，既可作為水果食用，又可入藥，還可作為觀賞性果樹盆景，看著那綠葉配黃果，聞著那淡淡的香氣，甚是輕鬆愜意。因此，佛手有著「果中之仙品，世上之奇卉」的美稱。中醫學認為，佛手具有疏肝理氣、和胃止痛、燥濕化痰的功效，用於治療肝胃氣滯、胸脅脹痛、胃脘痞滿、食少嘔吐、咳嗽痰多等症。《滇南本草》載佛手「補肝暖胃，止嘔吐，消胃家寒痰，治胃氣疼痛，止面寒疼，和中行氣」。《本草從新》言佛手「理上焦之氣而止嘔，進中州之食而健脾」。

現代醫學研究發現，佛手含有揮發油、黃酮類、多糖、氨基酸、礦物質、香豆素類、多酚、蛋白質及維生素等成分，具有抗抑鬱、抗炎、抗菌、抗腫瘤、降血壓、抗衰老等作用。

佛手枸杞茶

適合肝氣鬱結、胃口不開、口乾咽燥的人群服用。

材料／ 佛手 3 片，枸杞子 12 枚，桑葉 3 片，大棗 3 枚。

做法／ 佛手洗淨切絲，桑葉剪細絲，大棗剪開去核切絲，與枸杞一起放入壺中，沖入適量開水，加蓋悶 5 分鐘，濾出茶湯，即可品飲。

功效／ 本藥茶具有疏肝理氣、健脾養胃、清肺潤燥的功效。

佛手養顏茶

適合情緒急躁、精神不振、面色少華、顏面色斑的人群飲用。

材料／ 佛手 6 片，玫瑰花 9 朵，洛神花 1 朵，紅糖適量。

做法／ 佛手洗淨切絲，與玫瑰花、洛神花一起放入玻璃杯中，沖入適量開水，靜待 5 分鐘，加入適量紅糖調味，即可品飲。

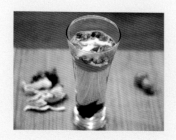

功效／ 本藥茶具有疏肝理氣、美容養顏的功效。

龍眼肉

何緣喚作荔枝奴，豔冶豐滋百果無。
琬液醇和羞沆瀣，金丸雪魄賽璣珠。
好將姑射仙人產，供作瑤池王母需。
應共荔丹稱伯仲，況兼益智策勳殊。

—— 明 · 王象晉《龍眼》

具有補益心脾、養血安神的功效。可用於治療思慮過度、

勞傷心脾所導致心悸怔忡、失眠健忘、神疲乏力等

龍眼圓若驪珠，肉似玻璃，核如黑漆，就像龍的眼睛一樣。「豔治豐滋」、「琬液醇和」、「金丸雪魄」描寫了龍眼外裹金衣、質如璣珠、口感鮮美爽口的特點，而且還有「益智」的功效，但卻被人稱作「荔枝奴」，真是委屈它了。詩人對此頗為不平，認為龍眼是仙家的珍品，是王母的美食，至少也「應共荔丹稱伯仲」。事實上，龍眼除了有「益智」的功效外，還可以「補心脾，益氣血，健脾胃，養肌肉」，有很高的食用價值。

龍眼肉，又稱桂圓肉，李時珍說：「龍眼大補，食品以荔枝為貴，而資

◀ 註釋　①沆瀣：ㄏㄤ、 ㄒㄧㄝˋ，指夜間的水氣。　②姑射：山名。

益則龍眼為良。」龍眼,種子圓黑光澤,種臍突起是白色,看似傳說中「龍」的眼睛,所以得名。新鮮的龍眼肉質極嫩,汁多甜蜜,美味可口,也是人們喜愛的水果之一。作為中藥,龍眼肉具有補益心脾、養血安神的功效,可用於治療思慮過度、勞傷心脾所導致心悸怔忡、失眠健忘、神疲乏力等。《神農本草經》記載龍眼「主治五臟邪氣,安志,厭食。久服強魂,聰明,輕身不老,通神明」。

現代研究表明,龍眼肉含有豐富的維生素、葡萄糖、蔗糖、腺嘌呤、蛋白質及多種氨基酸等營養成分,所含的大量鐵、鉀等元素能促進血紅蛋白再生,改善因貧血造成的心悸、心慌、失眠、健忘等症狀。

龍眼棗杞茶

適合心慌失眠、神疲乏力、
雙眼乾澀、面色少華的人群
飲用。

材料／ 龍眼肉 6 枚，紅棗 3 枚，
枸杞子 15 枚，紅茶 3 克。

做法／ 將大棗去核切絲，與龍眼
肉、枸杞子、紅茶一起放
入壺中，用適量開水沖泡，
靜待約 5 分鐘，濾出茶湯，
即可品飲。

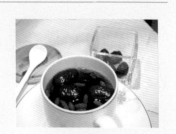

功效／ 本藥茶具有養血安神、補
氣健脾、養顏提神的功效。

果
部

♦

137

龍眼竹葉茶

適合易於上火、心神不寧、
記憶力下降、精神不振的人
群飲用。

材料／ 龍眼肉 3 枚，淡竹葉 1 克，綠茶 3 克。

做法／ 將龍眼肉、淡竹葉、綠茶放入玻璃杯中，用適量開水沖
泡，靜待 3 分鐘，即可品飲。

功效／ 本藥茶具有補益心脾、安神益智、清心除煩的功效。

青果

（橄欖）

詩詞裡的藥草

紛紛青子落紅鹽，正味森森苦且嚴。
待得微甘回齒頰，已輸崖蜜十分甜。

—— 宋・蘇軾《橄欖》

具有清熱利咽、健脾、生津、解毒等功效。常用於治療咽喉腫痛、咳嗽、煩渴、魚蟹中毒、濕疹等

傳說中，由於橄欖樹比較高大，果實不易採摘，所以人們到收穫時總是會在橄欖樹根處砍上幾刀，再灑點鹽，樹上的橄欖就會自己落下來，即「紛紛青子落紅鹽」。品嘗青青的橄欖時，酸中會帶著苦澀味，初嘗橄欖的人們通常受不了，但細細咀嚼後，唇齒間便會湧出一絲絲甘甜，慢慢地，便如清泉汩汩湧滿齒頰。嚼橄欖的過程是「苦甜相並」的，正因為有初時的苦，才襯得之後的甜無比珍貴。生活不也是這樣，人生百味，苦澀居多，但只要我們堅韌執著，不放棄，就會享受到甘甜；我們應該感受生活中的苦澀與回味，並期待在細細咀嚼中體會到別樣的甘甜與清新。

◀ 註釋 ① 崖蜜：指產於懸崖上的蜂蜜。

青果又名橄欖子、白欖等，初食青果，其味酸澀，再回味卻甘甜餘香，就像諫言，忠言逆耳，故又被稱為「諫果」。青果味甘酸，性平，具有清熱利咽、健脾、生津、解毒等功效，常用於治療咽喉腫痛、咳嗽、煩渴、魚蟹中毒、濕疹等。青果還有解毒醒酒的功效，《本草匯言》中就記載：「治酒傷昏悶，青果肉十個，煎湯飲。」即單用青果十枚，煎湯服下，可用於飲酒過度導致的嘔惡、頭暈、胸悶等症狀。

現代藥學研究表明，青果中含蛋白質、脂肪、碳水化合物、鈣、磷、鐵、複合維生素等多種營養成分。橄欖總黃酮能對抗酒精中毒引起的肝臟脂質過氧化損傷，其三萜類化合物具保肝作用。

青果清咽茶

適合咽痛咽癢、乾咳少痰、聲音嘶啞的人群飲用。

材料／ 乾青果 3 枚，羅漢果 1 枚，薄荷葉 6 片。

做法／ 將青果切成兩半，羅漢果打碎，與薄荷一起放入壺中，用開水沖泡，等待 5 分鐘，即可品飲。

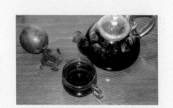

功效／ 本藥茶具有清熱解毒、清咽潤肺的功效。

潤喉青果飲

適合咽喉腫痛、咳嗽痰少、口乾煩渴、飲酒過多的人群飲用。

材料／ 鮮青果 15 枚，蜂蜜適量。

做法／ 將鮮青果洗淨，瀝乾水分，切成兩半，剝下果肉，放入榨汁機中榨汁，汁液過濾後，調入適量蜂蜜，即可品飲。

功效／ 本藥茶具有清熱利咽、生津止渴、解酒的功效。

花椒

詩詞裡的藥草

憶郎憶得骨如柴，夜夜望郎郎不來。
乍吃黃連心自苦，花椒麻住口難開。

—— 明·於謙《擬吳儂曲》

氣悶、蟲積腹痛、濕疹陰癢等病症蟲止癢的功效，常用於治療脘腹冷痛、嘔吐泄瀉、胸中廚房裡隨手取得的香料。具有溫中行氣、散寒止痛、殺

詩人描寫了一位等待情郎的閨閣女子，相思成疾，有口難言心中的苦悶。都說相思之苦最為折磨，那曾經年輕貌美的女子，整日思念著情郎，不思飲食，漸漸變得骨瘦如柴。她整夜整夜地盼望著情郎到來，但卻一次又一次地在失望中度過漫漫長夜。內心的苦猶如第一次吃到黃連的感覺，又好像被花椒麻住了口舌，怎麼也說不出來。整首詩字裡行間滿是思念、失望、痛苦和不為人知的孤獨之情。詩中只描寫了花椒麻口的特點，卻不知花椒還能行氣散鬱，說不定這閨閣女子真吃了花椒，就解了相思之苦。

　　花椒作為我國特有的調味香料，
大概每家每戶的廚房裡都會有這味烹
飪佐料。花椒是川菜中使用最多的調
料之一，常用於配製鹵湯、醃製食品
或燉製肉類，有去膻增味作用。花椒
味辛、性熱，具有溫中行氣、散寒止
痛、殺蟲止癢的功效，常用於治療脘
腹冷痛、嘔吐泄瀉、胸中氣悶、蟲積
腹痛、濕疹陰癢等病症。《神農本草
經》中記載花椒「主治風邪氣，溫中，
除寒痹，堅齒明目，逐下氣。」《本
草綱目》亦記載：「花椒堅齒、烏髮、
明目，久服，好顏色，耐老、增年、
健神。」平時我們用幾粒花椒泡水喝，
能夠暖胃驅寒、預防感冒、緩解痛經
等。

　　現代研究表明，花椒主要含揮發
油、萜類、氨基酸、礦物質和蛋白質
等成分，具有抗腫瘤、麻醉、鎮痛、
抗菌、殺蟲、抗氧化等多種藥理作
用。

花椒紅棗薑茶

適合胃脘冷痛、噁心嘔吐、
腹冷泄瀉的人群飲用。

材料／ 花椒 6 粒，紅棗 3 枚，生
薑 1 片。

做法／ 將紅棗去核切絲，生薑切
絲，和花椒一起放入壺中，
沖入開水，加蓋悶 5 分鐘，
即可品飲。

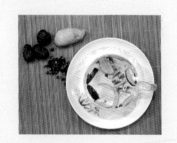

功效／ 本藥茶具有溫中行氣、驅
寒止痛的功效。

花椒茉莉紅茶

適合脾胃虛寒、氣滯腹脹、
肝鬱氣滯的人群飲用。

材料／ 花椒 6 粒，茉莉花 6 朵，紅茶 3 克。

做法／ 將花椒、茉莉花、紅茶一起放入壺中，沖入開水，靜待 5
分鐘，濾出茶湯，即可品飲。

功效／ 本藥茶具有祛寒化濕、理氣和中的功效。

荷葉

詩詞裡的藥草

鬧紅一舸，記來時、嘗與鴛鴦為侶。
三十六陂未到，水佩風裳無數。
翠葉吹涼，玉容銷酒，更灑菰蒲雨。
嫣然搖動，冷香飛上詩句。
日暮青蓋亭亭，情人不見，爭忍凌波去。
只恐舞衣寒易落，愁入西風南浦。
高柳垂陰，老魚吹浪，留我花間住。
田田多少，幾回沙際歸路。

—— 宋・薑夔《念奴嬌・鬧紅一舸》

止血等

功效。能調脂減肥、鎮咳祛痰、降低血壓、抗菌、解痙、

可做茶、入藥及美味佳餚。具有解暑祛濕、涼血止血的

詩人在荷花盛開時節，蕩舟於荷塘之上，見那一對對鴛鴦悠然自得遊行於荷花叢中。涼風襲來，看荷花隨風搖曳，幽幽冷香撲面而來。然美好的時光太過短暫，不覺間已是日暮時分，茂密的荷葉依然亭亭玉立其間，如同等待未至的情人，不由讓人想起了《莊子·盜跖》中的「尾生與女子期於樑下，女子不來，水至不去，抱樑柱而死」的故事，只可惜終究成為了悲劇。而待到秋風到來，花葉飄零，此情此景也將不再。

炎熱煩躁的夏日，荷塘也是避暑的好去處，觀賞荷葉荷花，採一支荷

葉撐在頭頂，絕對是一把很好的天然遮陽傘。荷葉既可觀賞，又可做茶、入藥，還可製成美味佳餚。荷葉具有解暑祛濕、涼血止血的功效，用於治療暑熱煩渴、血熱吐衄、便血崩漏等症。《本草綱目》中記載：「荷葉升發陽氣、去脂瘦身。」可見，荷葉還具有減肥的功效。

現代研究表明，荷葉具有調脂減肥、鎮咳祛痰、降低血壓、抗菌、解痙、止血等作用。

荷葉龍井茶

適合暑熱煩渴、夏季疲乏、頭身困重的人群飲用。

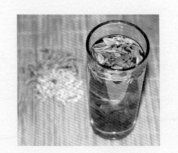

材料／ 乾荷葉 3 克，龍井茶 3 克。

做法／ 乾荷葉洗淨切絲，和龍井茶置於壺中，沖入適量開水，等待 3 分鐘，濾出茶湯，即可品飲。

功效／ 本藥茶具有清暑化濕、提神解渴的功效。

荷葉降脂茶

適合身體肥胖、血脂偏高、精神緊張、心情煩悶的人群飲用。

材料／ 乾荷葉 3 克，絞股藍 1 克，玫瑰花 6 朵，茉莉花 6 朵。

做法／ 乾荷葉洗淨切絲，和絞股藍、玫瑰花、茉莉花置於壺中，沖入適量開水，等待 5 分鐘，濾出茶湯，即可品飲。

功效／ 本藥茶具有清熱利濕、降脂減肥、疏肝解鬱的功效。

蓮心

問蓮根、有絲多少，蓮心知為誰苦？
雙花脈脈嬌相向，只是舊家兒女。
天已許。甚不教、白頭生死鴛鴦浦？
夕陽無語。算謝客煙中，
湘妃江上，未是斷腸處。

—— 金·元好問《摸魚兒·問蓮根有絲多少》

具有清心火、安心神、交心腎等功效。

對高血壓、心律失常有治療作用

詩人因一個愛情悲劇故事而作此詞，據說，泰和年間，河北大名府有一對青年男女，彼此相戀卻遭家人反對，故憤而投河自盡。問蓮花的根，有多少根鬚？蓮心是苦的又為誰而苦？並蒂蓮的花為什麼含情脈脈地相互對望，怕是大名府那兩個相愛的青年男女的化身，「絲」諧同「思」之意，殉身的青年男女，沉於荷塘，仍藕斷絲連，愛情之思永存。上天這樣的不公平，為什麼不教相愛的人白頭偕老，卻讓他們死於鴛鴦偶居的水塘中；夕陽西下悄然無聲，看來謝靈運經常遊覽的煙霧靄靄的名山勝水，瀟湘妃子殉情的湘江楚水，都不是這對兒女的斷腸處。

採收蓮子時，將蓮子剝開，取出綠色胚，即為蓮心。它味道苦澀，具有清心火、安心神、交心腎等功效。常用於熱入心包、神昏譫語、心腎不交失眠、血熱吐血等病症。吳鞠通在《溫病條辨》中說：「蓮心，由心走腎，能使心火下通於腎，又回環上升，能使腎水上潮於心。」

現代研究發現，蓮心含有蓮心城和甲基蓮心城，用水煮成湯汁有降壓作用，還具有較廣泛的抗心律失常作用，對高血壓、心律失常有治療作用。

蓮心淡竹葉飲

適合有心煩失眠、口腔潰瘍、容易發火、眼睛乾澀等症狀的人群飲用。

材料／ 蓮心9粒，淡竹葉1克，白菊花6朵，蜂蜜適量。

做法／ 將蓮心、淡竹葉、菊花放入壺中，沖入開水，加蓋悶5分鐘，濾出茶湯，加入適量蜂蜜調味，即可品飲。

功效／ 本藥茶具有清心降火、養肝明目的功效。

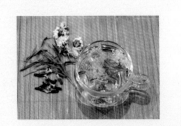

蓮心茉莉花茶

適合憂思惱怒、肝鬱氣滯、心煩失眠的人群飲用。

材料／ 蓮心9粒，茉莉花9朵，蜂蜜適量。

做法／ 將蓮心、茉莉花放入玻璃杯中，沖入開水，等待5分鐘，加入適量蜂蜜調味，即可品飲。

功效／ 本藥茶具有清心降火、行氣開鬱的功效。

膨大海

詩 詞 裡 的 藥 草

膨大海出安南大洞山，產至陰之地，
其性純陰，故能治六經之火。
土人名曰安南子，又名大洞果。
形似乾青果，皮色黑黃，起皺紋。
以水泡之，層層脹大如浮藻然。

—— 清・趙學敏《本草綱目拾遺》

為喉科良藥。也能清腸通便治療各種熱毒症、降壓、利尿、鎮痛

此文對膨大海的產地、形態、藥性、藥效描述甚為詳細。膨大海原產於安南（越南的古稱）大洞山，這裡是大山之中，非常陰涼的地方。因為其生長環境的關係，所以膨大海的藥性屬陰涼，能夠治療六經的火熱之證。當地人稱它為「安南子」、「大洞果」。它的形態跟乾燥的青果（橄欖）十分相似，外皮色澤黑黃，有一層皺紋。入水之後，小小的果子會很快脹大，一層一層向外擴散，如同水裡懸浮的水藻一般，甚是漂亮。

乾燥的膨大海不大，但一顆就可泡成本身體積五六倍的大小。《本草

綱目拾遺》中記載膨大海「治火閉痘，並治一切熱症、勞傷、吐衄（指吐血）、下血，消毒去暑，時行赤眼，風火牙疼，蟲積下食，痔瘡漏管，乾咳無痰，骨蒸內熱，三焦火症（指出現口乾、咽痛、小便黃等症狀）」。中醫學認為其味甘，性寒，入肺經，可以清宣肺氣，通泄皮毛，能開音治暗啞（ㄧㄣ ㄧㄚˇ，指啞巴），爽嗽豁痰，為喉科良藥。同時，膨大海還可以清腸通便，用於治療熱結便秘所致的上部火毒症，如熱毒壅於肌腠（ㄘㄡˋ，指肌肉紋理），而痘出不快；熱邪居於頭面，而目赤牙痛；熱毒壅於胃腸，而痔瘡便血等三焦火症。但是膨大海不宜長期服用，恐傷陽氣。

現代研究發現，膨大海內服後增加腸內容物，可產生機械性刺激，引起反射性腸蠕動增加，有緩和的瀉下作用。此外，經動物實驗還發現膨大海有降壓、利尿、鎮痛等作用。

膨大海冰糖飲

適合咽喉腫痛、聲音嘶啞、大便乾結的人群飲用。

材料／　膨大海1枚，冰糖適量。

做法／　先將膨大海敲碎，放入玻璃杯中，用開水泡發，去核，加適量冰糖調味，即可品飲。

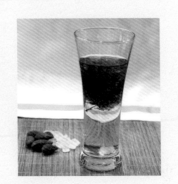

功效／　本藥茶具有利咽開音、潤腸通便的作用。

膨大海甘桔茶

適合外感後咽喉燥痛、聲音嘶啞、牙齦腫痛的人群飲用。

材料／　膨大海1枚，甘草6片，桔梗6片。

做法／　先將膨大海敲碎，開水泡發，去核，再放入甘草、桔梗，加蓋悶5分鐘，即可品飲。

功效／　本藥茶具有利咽開音、清熱止咳的作用。

果部 · 157

羅漢果

詩詞裡的藥草

目勞足倦登喬嶽，吻燥腸枯到上方。
從遣山僧煮羅漢，未妨分我一盃湯。

—— 宋·朱熹《羅漢果次敬夫韻》

現代社會登山愛好者眾多，若問為何喜歡登山，有說追求艱險挑戰的，有說期待巔頂有奇異之景的，總之答案不一。朱熹便描寫了關於登山的一幅場景：登山途中，若感到身體疲憊、口乾舌燥，這時倒真是希望有一山僧立於路邊，送上一碗羅漢湯，也就是我們平常所說的羅漢果茶。這樣可以解除登山帶來的疲乏。

羅漢果又名長壽果，它被用作一種理想的天然甜味劑。其性涼，味甘，無毒，具有清熱潤肺、利咽開音、生津止咳、潤腸通便之功效，常用於治療肺熱燥咳、咽痛失音、腸燥便秘

有降血糖、降血脂、抗氧化、清除自由基、保肝、抗疲勞、抑菌等功效。對於肥胖、糖尿病、支氣管炎、扁桃體炎、咽喉炎等疾病有益

◀ 註釋 ① 吻燥：指口乾舌燥。

等。《廣西中藥志》載其「止咳清熱，
涼血潤腸。治咳嗽，血燥胃熱便秘」。

　　現代研究發現，羅漢果鮮果還
含有豐富的維生素C、蛋白質和氨基
酸，有降血糖、降血脂、抗氧化、清
除自由基、保肝、抗疲勞、抑菌等新
功效，對於肥胖、糖尿病、支氣管炎、
扁桃體炎、咽喉炎等疾病有益。

　　羅漢果的食法有很多種，主要是
用於沖泡茶飲。在羅漢果兩頭各鑽一
小洞放入茶杯中，沖入開水，不久便
是一杯色澤紅潤、味甘氣香的飲品。
也可把皮剝開泡水，若嫌味道太濃，
可每次掰一小塊。

羅漢果洋參茶

適合咽痛咽癢、口乾舌燥、乾咳少痰、少氣乏力的人群飲用。

材料／ 羅漢果 1 個，西洋參 6 片。

做法／ 先將羅漢果洗淨，壓碎，與西洋參片一起放入壺中，用開水沖泡，加蓋悶 5 分鐘，濾出茶湯，即可品飲。

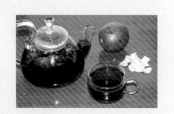

功效／ 本藥茶具有清肺潤喉、補氣養陰的功效。

羅漢果開胃飲

適合咽喉腫痛、食欲不振、消化不良、情緒緊張的人群飲用。

材料／ 羅漢果 1 個，山楂 6 片，洛神花 1 朵。

做法／ 先將羅漢果洗淨，壓碎，與山楂、洛神花一起放入壺中，加開水沖泡，加蓋悶 5 分鐘，濾出茶湯，即可品飲。

功效／ 本藥茶具有健脾開胃、生津潤喉的功效。

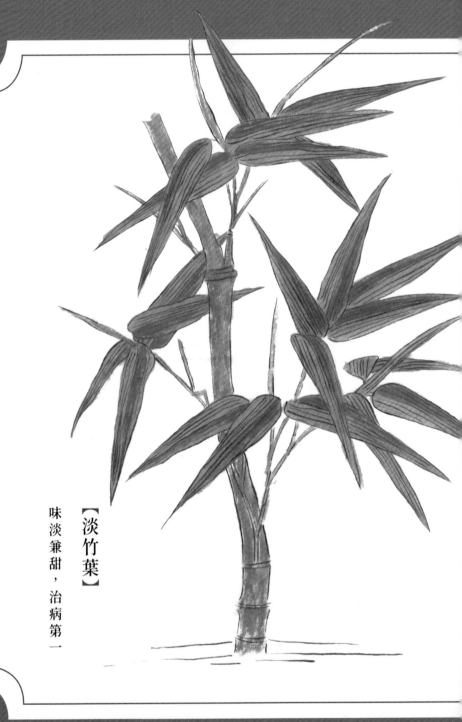

【淡竹葉】

味淡兼甜，治病第一

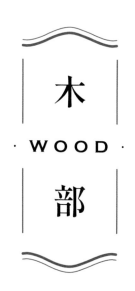

木
· WOOD ·
部

丁香

───◆───

手卷真珠上玉鉤，依前春恨鎖重樓。
風裡落花誰是主，思悠悠。
青鳥不傳雲外信，丁香空結雨中愁。
回首綠波三楚暮，接天流。

——五代・李璟《攤破浣溪沙》

痢疾所造成的不適與疼痛等病症

牙痛、支氣管炎、神經痛、呼吸系統及泌尿系統感染、

具有抗菌、抗病毒、鎮痛、清除自由基等作用。可用於

　　這首詞描寫了作者手捲珠簾欲觀景，本欲解春愁，只是春愁浩蕩，即使身在這重樓之中，也無法脫離。看簾外的落花在風中飄搖散落，滿地殘紅，不由思緒萬千。身為信使的青鳥雖有青鳥傳書的傳說，卻未曾捎來一封所思之人的書信。看雨中丁香結搖曳，只覺愁上加愁。丁香花，民間也稱其為「百結花」，因其花未開時，蕾如繩結。花開尚且糾結如此，更何況是人心？如此說來，「心有千千結」一說也就不足為奇了。回頭眺望暮色裡的三峽，江水從天而降，奔向天際而去，確如憂愁無盡頭。

丁香在食品、藥品、香料等行業有著廣泛的用途。據民間傳說，漢代稱丁香為雞舌香，漢朝大臣向皇帝起奏時，必須口含雞舌香除口臭。丁香味辛、性溫，具有溫中降逆、行氣止痛、溫腎助陽之功效，可用於治療胃寒嘔吐、呃逆、反胃、痢疾、心腹冷痛、疝氣、癬等病症。《景嶽全書·本草正》中記載丁香「溫中快氣，治上焦呃逆翻胃……除胃寒瀉痢」。

現代藥理研究表明，丁香具有抗菌、抗病毒、鎮痛、清除自由基等作用，可用於牙痛、支氣管炎、神經痛、呼吸系統及泌尿系統感染、痢疾所造成的不適與疼痛等病症。

丁香薑棗茶

適合脾胃虛寒、噯氣嘔惡、腹冷泄瀉的人群飲用。

材料／ 丁香6粒，生薑1片，紅棗3枚。

做法／ 先將紅棗去核切絲，與丁香、生薑一起放入杯中，沖入適量開水，等待5分鐘，即可品飲。

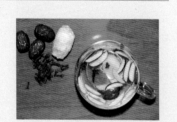

功效／ 本藥茶具有溫中散寒、降逆止嘔的功效。

丁香清新飲

適合脘腹脹滿、噯氣（ㄞˋㄑㄧˋ，指胃脹氣）泛酸、口氣較重的人群飲用。

材料／ 丁香6粒，藿香1克，薄荷6片，陳皮3克。

做法／ 先將陳皮切絲，與丁香、藿香放入壺中，沖入適量開水，加蓋悶5分鐘，再放入薄荷，濾出茶湯，即可品飲。

功效／ 本藥茶具有芳香避穢、理氣降逆、清新口氣的功效。

杜仲葉

詩詞裡的藥草

下焦之虛，非杜仲不補；
下焦之濕，非杜仲不利；
足脛之酸，非杜仲不去；
腰膝之疼，非杜仲不除。

——明・倪朱謨《本草匯言》

具有補肝腎、強筋骨的功效。用於肝腎不足所致頭暈目眩、腰膝酸痛、筋骨痿軟等症

杜仲是植物杜仲的乾燥樹皮，自古以來就是備受醫家推崇的名貴中藥材，《神農本草經》將其列為上品。杜仲歸肝、腎二經，凡「下焦之虛」如肝腎虛弱、陽痿、尿頻，及「下焦之濕」如風濕痹病、腰膝酸痛者皆可使用。杜仲葉也具有「補肝腎、強筋骨」的功效，對腰背疼痛、足膝酸軟乏力有一定的療效。

杜仲作為中藥使用已有兩千多年的歷史，《神農本草經》中就記載杜仲「主治腰脊疼，補中，益精氣，堅筋骨，強志，除陰下癢濕，小便餘瀝。久服輕身不老」。杜仲葉味微辛，性

溫，與杜仲功效類似，具有補肝腎、強筋骨的功效，用於肝腎不足所致頭暈目眩、腰膝酸痛、筋骨痿軟等症。杜仲葉不僅能夠作為中藥，還能用於提煉杜仲膠，這種膠是電纜的優質絕緣材料，還可用於整容、接骨、補牙等，煉膠後的殘渣還可製作鞋跟。

現代研究發現，杜仲葉含有杜仲綠原酸，具有抗菌、解毒、利膽、降壓、抗腫瘤、升高白細胞數值、增加胃腸蠕動和促進胃液分泌等藥理作用。

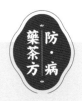

杜仲葉普洱茶

適合因肝腎虧虛導致的腰膝酸軟、筋軟無力、頭暈眼花的人群飲用。

材料／ 乾杜仲葉3克,普洱茶3
克。

做法／ 將乾杜仲葉、普洱茶放入
壺中,先用開水洗一遍茶,
棄去第一泡茶湯。再次加
入開水沖泡,靜待3分鐘,
濾出茶湯,即可品飲。

功效／ 本藥茶具有補肝腎、強筋
骨的功效。

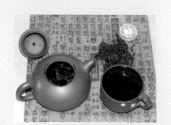

杜仲葉洋參茶

適合血壓偏高、血脂較高、神疲乏力、腰膝酸軟的人群飲用。

材料／ 乾杜仲葉3克,西洋參6片,山楂3片。

做法／ 將乾杜仲葉、西洋參、山楂一起放入壺中,沖入開水,
靜待5分鐘,濾出茶湯,即可品飲。

功效／ 本藥茶具有補肝腎、益氣力、降血脂功效。

桑葉

——— ◆ ———

詩 詞 裡 的 藥 草

——— ◆ ———

黃 鸝 啄 紫 椹 ， 五 月 鳴 桑 枝 。
我 行 不 記 日 ， 誤 作 陽 春 時 。
蠶 老 客 未 歸 ， 白 田 已 繰 絲 。
驅 馬 又 前 去 ， 捫 心 空 自 悲 。

—— 唐 · 李 白 《 白 田 馬 上 聞 鶯 》

常用於治療風熱感冒、肺熱燥咳、頭暈頭痛、目赤昏花等症。還有良好的皮膚美容作用

詩仙李白騎馬行走於桑田間，看到桑椹垂熟之時，黃鸝立於桑樹的枝頭高聲鳴唱。走啊走，不記得是什麼時日，誤以為現在還是陽春。突然憶起曾經辭別親友浪跡江湖，本以為可以在政途上大顯身手，結果卻是一事無成。正所謂一「語」驚醒夢中人，原來時間已經過去了那麼久了。桑蠶已老，白田這地方已開始繅絲[1]，收穫的季節即將到來，驅馬繼續前行，撫胸長歎空自悲歎，不能再渾渾噩噩下去了，應該珍惜年華，只是前方又在哪裡呢？

◀ 註釋　① 繅：ㄙㄠ，將蠶繭煮過抽出絲來

我國有豐富的桑葉資源，可作為蠶寶寶的食物，蠶寶寶食入桑葉後會吐出珍貴的蠶絲，可見桑葉營養價值豐富。《詩經‧小雅‧隰桑》寫道「隰桑有阿，其葉有幽，既見君子，德音孔膠」，意思是說看那低濕地裡的桑樹多麼婀娜美麗！其葉片肥嫩、濃密、黑勤勤。我看見了思念的人，體會著他執著的愛意。「孔膠」，膠固之意，形容女子見了心愛的人，情意膠漆難分。桑葉善疏散風熱、清肺潤燥、清肝明目，但在其清散的同時又有收斂固澀的功效，「孔膠」的隱喻不難體悟。中醫學認為，桑葉以經過霜打後的藥效最佳，常用於治療風熱感冒、肺熱燥咳、頭暈頭痛、目赤昏花等症。桑葉還有良好的皮膚美容作用，特別是對臉部的痤瘡、黃褐斑有比較好的療效。

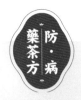

桑葉銀花茶

適合乾咳少痰、咽喉腫痛、目赤腫痛的人群飲用。

材料／ 桑葉 6 片，金銀花 9 朵，冰糖適量。

做法／ 先將桑葉切細，與金銀花、冰糖一起放杯中，沖入開水，等待 5 分鐘後，即可品飲。

功效／ 本藥茶具有疏風清熱、潤肺止咳的功效。

桑菊明目飲

適合目赤腫痛、迎風流淚、目糊眵（彳，指眼睛分泌物）多、頭痛目脹、心煩易怒的人群飲用。

材料／ 桑葉 3 片，菊花 6 朵，薄荷葉 3 片。

做法／ 先將桑葉切細，與菊花、薄荷一起放入杯中，加開水沖泡，靜待 5 分鐘，即可品飲。

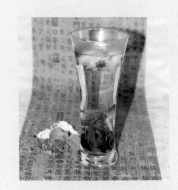

功效／ 本藥茶具有清肝明目、疏散風熱的功效。

桑椹

黃栗留鳴桑甚美，紫櫻桃熟麥風涼。
朱輪昔愧無遺愛，白首重來似故鄉。

——宋‧歐陽修《再至汝陰三絕》

具有滋陰養血、生津止渴、滋液息風、潤腸通便的功效。

可用於治療陰血不足而致的頭暈目眩、頭髮早白、消渴口乾、大便乾結等症

詩中描寫了正是桑椹（也作桑葚）成熟的季節，滿樹的桑椹還未被人們細細品嘗，黃鸝早已在枝頭引吭高歌。「黃栗留」即「黃鸝」，亦名黃鳥、黃鶯。《詩·周南·覃》：「黃鳥於飛。」三國吳陸機注解說：「黃鳥，黃鸝留也。或謂之黃栗留……當葚熟時，來在桑間。」黃鸝真可謂是一個「活招牌」，引得人們前來採桑椹。傳說斑鳩吃了桑椹會醉，故《詩經·氓》曰：「籲嗟鳩兮，無食桑葚！」紫色的櫻桃也該熟了，一縷清風襲來，遠處的麥田漾起一朵朵浪花。詩人年老滿頭白髮之時，故地重遊，感慨為官之時未能給予百姓更多的關愛。

◄ 註釋　① 朱輪：紅色的車輪，指顯貴者所乘的車。

　　桑椹又名桑棗、烏椹等，每年的四至五月份是桑椹成熟的季節。記得童年時，只要聽到布穀鳥的歌聲，便知道又可以去採桑椹吃了。新鮮的桑椹味甜多汁，是非常美味的水果，不僅營養豐富，其藥用價值也不可多得。《滇南本草》中記載桑椹「益腎臟而固精，久服黑髮明目」。中醫學認為，桑椹味甘酸、性微寒，具有滋陰養血、生津止渴、滋液息風、潤腸通便的功效，可用於治療陰血不足而致的頭暈目眩、頭髮早白、消渴口乾、大便乾結等症。

　　現代研究表明，桑椹含有多種人體必需氨基酸及易於吸收的多糖、維生素，鈣、鐵、鋅、硒等礦物質，能夠調節免疫、抗氧化、降糖、降脂、抗衰老等。

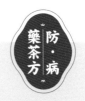

桑椹鮮汁飲

適合消渴口乾、皮膚乾燥、大便乾結、眼乾目澀的人群飲用。

材料／ 新鮮桑椹 180 克。

做法／ 先將桑椹用涼白開水或純淨水洗淨，放入榨汁機中榨汁，倒入玻璃杯中，即可品飲。

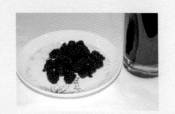

功效／ 本藥茶具有生津止渴、滋陰潤燥的功效。

桑椹明目茶

適合經常用眼的手機族、電腦族、電視族等，以及眼睛疲勞、抵抗力下降、大便乾燥的人群飲用。

材料／ 乾桑椹 9 枚，菊花 6 朵，決明子 3 克。

做法／ 把乾桑椹、菊花、決明子放入壺中，沖入開水，加蓋悶 5 分鐘，濾出茶湯，即可品飲。

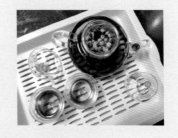

功效／ 本藥茶具有滋陰養血、清肝明目、潤腸通便的功效。

WOOD

/

05

茯苓

老松踰百圍，名為棟樑材。孤根雖故在，不復萌條枚。
生意無處泄，浩浩還根荄。結為千歲苓，膚色狀瓊瑰。
洗曝不遺力，藥裏手自開。羊棗出河北，胡麻來天臺。
蒸以白砂蜜，盛以紅瓷杯。一朝服食盡，玉色還嬰孩。

—— 宋·方一夔《藥圃五詠·茯苓》

齒烏髮、抗衰延年等作用

神不安、驚悸失眠等症。也有祛斑增白、潤澤皮膚、堅

常用於水腫尿少、痰飲眩暈、脾虛食少、便溏泄瀉、心

　　茯苓是寄生在松樹根上的菌類植物，外皮黑褐色，裡面白色或粉紅色。詩人的藥圃中有一棵高大的松樹，已經沒有枝條了，因此松樹的生命力只能向「根荄」發展。「膚色狀瓊瑰」說明了茯苓色澤鮮麗，像珠玉美石一樣。詩人將茯苓取出，炮製後與河北羊棗、天臺胡麻和白砂蜜一起蒸煮，用紅瓷碗盛裝，食用後肌膚變得像孩童一樣瑩潤如玉。後四句描寫了詩人烹煮茯苓的過程，「一朝服食盡，玉色還嬰孩。」從側面讚揚了茯苓的功效。古人稱茯苓為「四時神藥」，因為它功效廣泛，將它與各種藥物配伍，不管寒、溫、風、濕諸疾，都能發揮其獨特功效。

茯苓味甘、淡，性平，具有利水滲濕、健脾寧心的功效，其性質平和，補而不峻，利而不猛，既可祛邪又能扶正。常用於水腫尿少、痰飲眩暈、脾虛食少、便溏泄瀉、心神不安、驚悸失眠等症。《本草綱目》記載：「茯苓氣味淡而滲，其性上行，生津液，開腠理（ㄘㄡ ㄌㄧˇ，指肌肉的紋理），滋水源而下降，利小便。」另外，白茯苓能祛斑增白、潤澤皮膚，《本草品匯精要》就記載了一則茯苓面膜的配方和功效：「白茯苓為末，合蜜和，敷面上療面瘡及產婦黑皰如雀卵。」可見，白茯苓加蜂蜜能夠去黑白面，不僅如此，茯苓還能夠堅齒烏髮、抗衰延年。

現代研究發現，茯苓具有抗菌、抑制胃酸、降肝酶、鎮靜、抗腫瘤等作用。

茯苓蜂蜜飲

適合水腫脹滿、心煩失眠、脾虛泄瀉的人群飲用。

材料／ 茯苓 6 克，蜂蜜適量。

做法／ 先將茯苓研為粗末，放入玻璃杯中，加入開水沖泡，靜待 5 分鐘，加入蜂蜜調味，即可品飲。

功效／ 本藥茶具有健脾和胃、寧心安神的功效。

茯苓枸杞茶

適合水腫肢酸、小便不利、脾虛泄瀉的人群飲用。

材料／ 茯苓 3 克，枸杞子 12 枚，紅茶 3 克。

做法／ 先將茯苓研為粗末，與枸杞子、紅茶一起放入杯中，加入開水沖泡，靜待 5 分鐘，即可品飲。

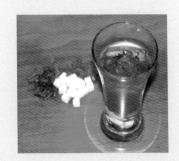

功效／ 本藥茶具有補腎益精、健脾利濕的功效。

WOOD

06

淡竹葉

————— ◆ —————
詩 詞 裡 的 藥 草
————— ◆ —————

江 南 憶 ， 其 次 憶 吳 宮 。
吳 酒 一 杯 春 竹 葉 ，
吳 娃 雙 舞 醉 芙 蓉 ，
早 晚 複 相 逢 。

—— 唐 · 白 居 易 《憶 江 南 · 其 三 》

有清熱瀉火、除煩止渴、利尿通淋的功效。常用於熱病煩渴、口舌生瘡、牙齦腫痛、小兒驚啼、肺熱咳嗽、胃熱嘔噦等病症

若問起有關江南的回憶，倒不妨要提一提這吳宮的美酒——「竹葉青」了。「竹葉青」此酒，顧名思義就是用竹葉釀的酒。隨著朝代的更替，當初的釀酒人早已化為黃土，而這酒大概也隨之而去，再不復當初了。古老的「竹葉青」酒，據說是用黃酒加嫩竹葉合釀而成。而現在的「竹葉青」酒，配方出於明末清初的醫家傅青主之手。一面品嘗美酒，一面欣賞歌女跳舞是一種享受。即使過去了這麼久，那時的情景依然歷歷在目，期待著能夠再次相逢。

淡竹葉為淡竹的嫩葉，與竹葉功

效有相似之處。相傳三國時期的政治家、軍事家諸葛亮對醫藥學也有一定的研究，曾妙用淡竹葉熬水，送給在前線作戰的張飛及戰士，治好了「七竅生煙」、「口舌生瘡」的張飛和煩熱燥渴的戰士，可見淡竹葉的應用歷史已久。淡竹葉性味甘淡而寒，具有清熱瀉火、除煩止渴、利尿通淋（指讓尿液增多）的功效，常用於熱病煩渴、心火亢盛之口舌生瘡、牙齦腫痛、小兒驚啼、肺熱咳嗽、胃熱嘔噦及熱移小腸之熱淋（指排尿灼熱，色黃，有刺痛感）澀痛等病症。

現代研究表明，淡竹葉中含有黃酮類化合物、三萜類化合物、揮發性成分、酚酸類物質以及多糖、氨基酸和微量元素等，具有抑菌、抗氧化、保肝、收縮血管、抗病毒、降血脂、保護心肌的作用。

淡竹葉蜂蜜茶

適合口腔潰瘍、心煩失眠、咽乾口渴的人群飲用。

材料／ 淡竹葉 3 克,蜂蜜適量。

做法／ 將淡竹葉洗淨,剪碎,放入玻璃杯中,加開水沖泡,靜待 5 分鐘,加入蜂蜜調味,即可品飲。

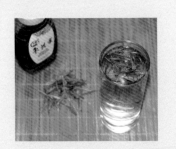

功效／ 本藥茶具有清火除煩的功效。

淡竹葉銀菊茶

適合咽痛口渴、心煩不安、目赤腫痛、口舌生瘡的人群飲用。

材料／ 淡竹葉 3 克,金銀花 12 朵,菊花 3 朵,冰糖適量。

做法／ 將淡竹葉洗淨,剪碎,和金銀花、菊花、冰糖一起放入壺中,加開水沖泡,等待 5 分鐘,濾出茶湯,即可品飲。

功效／ 本藥茶具有清熱解毒、除煩明目的作用。

枸杞子

詩詞裡的藥草

四時可以采，不采當自榮。
青條覆碧甃，見此眼已明。
目為仙人杖，其事因長生。
飲此枸杞水，與結千歲盟。

——宋·蒲壽宬《枸杞井》

具有滋補肝腎、益精明目之功效。能緩解虛勞精虧、腰膝酸痛、眩暈耳鳴、內熱消渴、血虛萎黃、目昏不明等症狀。還具有降血壓、降血脂、抗氧化、增強免疫力、抗腫瘤等作用

本詩描寫了一幅枸杞生長在水井旁，鬱鬱蔥蔥，甚是令人喜愛的畫面。枝繁葉茂的枸杞，一年四季均可以採摘，如果不採的話，則會長得更為茂盛。青色的枝條覆蓋在石頭砌成的井壁上，一片綠油油的景象，頗為賞心悅目。枸杞子本來就有養肝明目的功效，加之看到如此美妙的一幕，更能令眼睛通透明亮。枸杞的枝幹堅硬，可以當作拄杖，又因其具有頗佳的養生功效，可以延年益壽，使人如仙人一般，所以有「仙人杖」這一雅號。平日裡飲用枸杞子泡的茶，不僅對於眼睛有著很好的保健作用，而且能夠頤養身體，有長生之功。

◀ 註釋　① 甃：ㄓㄡ丶，井壁。

枸杞子除用作中藥材外，自古以來就被國人廣泛應用於藥膳之中，做菜、泡茶、泡酒等。枸杞種類很多，顏色、形狀、氣味和口味等方面也有所差別。藥用以寧夏枸杞最佳，李時珍在《本草綱目》中已把寧夏中寧枸杞列為上乘的名貴藥材，書中記載枸杞「補腎，潤肺，生精，益氣」。中醫學認為枸杞子味甘、性平，具有滋補肝腎、益精明目之功效，能緩解虛勞精虧、腰膝酸痛、眩暈耳鳴、內熱消渴、血虛萎黃、目昏不明等症狀。

現代研究表明，枸杞子中含有人體必需的多種營養成分，具有降血壓、降血脂、抗氧化、增強免疫力、抗腫瘤等作用。

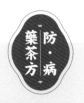

枸杞子菊花茶

適合雙目乾澀、視物模糊的人群飲用。

材料／ 枸杞子 15 枚，菊花 3 朵，蜂蜜適量。

做法／ 將枸杞子、菊花放入玻璃杯中，加入適量開水，等待 5 分鐘，加入適量蜂蜜調味，即可品飲。

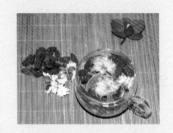

功效／ 本藥茶具有補益肝腎、養肝明目的功效。

枸杞子雙花茶

適合工作緊張、精神抑鬱、消化不良、月經不調的人群飲用。

材料／ 枸杞子 15 枚，玫瑰花 6 朵，代代花 6 朵。

做法／ 將枸杞子、玫瑰花、代代花放入玻璃杯中，加入適量開水，等待 5 分鐘，即可品飲。

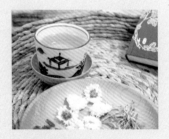

功效／ 本藥茶具有疏肝解鬱、行氣寬中、和血養陰的功效。

破布葉

詩 詞 裡 的 藥 草

解 一 切 蠱 脹 藥 毒 ， 清 熱 ，
消 積 食 黃 疸 ， 作 茶 飲 佳 。

—— 清 · 趙其光《本草求原 · 布渣葉》

泄瀉、濕熱黃疸、蜈蚣咬傷等症

可用於感冒、中暑、消化不良、濕熱食滯之脘腹痛、食少

涼茶原料。具有清熱消滯、利濕退黃、消食化滯的功效。

文中「蠱脹」為病名。「蠱」與「鼓」同，意為腹大如鼓而急，餘處皮肉如常。《古今醫鑒·脹滿》記載「經曰鼓脹」「其病膠固難治。又名蠱者，若蟲侵蝕，有蟲之義」。本病主要由於酒食不節、情志所傷、血吸蟲感染及其他疾病失治，導致肝脾腎功能障礙，肝氣鬱結，氣滯血瘀，脈絡壅塞，氣結血瘀水裹，形成鼓脹。而破布葉具有「清熱解毒，利濕退黃，消食化滯」的功效，是一味茶飲佳品。

破布葉又名布渣葉、麻布葉、蓑衣子等，主要分佈於中國廣東、海

南、廣西、雲南等地，是「廣東涼
茶」、「王老吉」、「甘和茶」等多
種涼茶的主要原料之一，被譽為「涼
茶瑰寶」。破布葉味微酸，性涼，具
有清熱消滯、利濕退黃、消食化滯的
功效，可用於感冒、中暑、消化不良、
濕熱食滯之脘腹痛、食少泄瀉、濕熱
黃疸、蜈蚣咬傷等症。《廣東通志》
中描述破布葉道：「出陽江陽春恩平，
狀如掌而綠，嶺南舟人多用，香煙毒
水迷客，煎湯服之立解。」嶺南本草
書籍《生草藥性備要》中記載破布葉
「味酸，性平，無毒，解一切蠱脹，
清黃氣，消熱毒。作茶飲，去食積」。

　　現代藥理研究表明，破布葉具有
調血脂、保肝、促消化、鎮痛、抗炎、
抗氧化及提高缺氧耐受性、殺蟲等作
用。

破布葉綠茶

適合消化不良、易飲食積滯的人群飲用。

材料／ 破布葉 9 片，綠茶 3 克。

做法／ 將破布葉、綠茶放入壺中，沖入開水，稍待 3 分鐘，濾出茶湯，即可品飲。

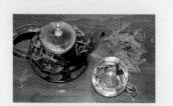

功效／ 本藥茶具有清熱消滯、和胃降逆的功效。

破布清火茶

適合咽喉乾痛、面部痤瘡、牙齦腫痛、食積胃脹、消化不良的人群飲用。

材料／ 破布葉 9 片，金銀花 9 朵，白菊花 6 朵。

做法／ 將破布葉、金銀花、白菊花一起放入壺中，沖入開水，等待 5 分鐘，濾出茶湯，即可品飲。

功效／ 本藥茶具有清熱解毒、消食化滯的功效。

沙棘

詩詞裡的藥草

實，氣味酸、溫、無毒。
主治久痢不瘥，及痔漏下血，蛔咬心痛，
小兒疳蛔，心腹脹滿黃瘦，下寸白蟲，
單搗為末，酒調一錢匕服之甚效。
鹽、醋藏者，食之生津液，醒酒止渴。

—— 明·李時珍《本草綱目·醋林子》

具有健脾消食、止咳祛痰、活血散瘀的功效。可用於治療脾虛食少、食積腹痛、咳嗽痰多、胸痹心痛、瘀血經閉等症

沙棘又名醋林子、醋柳果，其味酸，性溫，沒有毒性，主治久痢不癒，以及心腹脹滿、萎黃消瘦的病症。取沙棘搗爛，用酒調服，具有殺條蟲的功效。用鹽和醋將其製成果乾也是一味美食，食之口舌生津，醒酒止渴。

沙棘在中國西北部大量種植，用於沙漠綠化，它抗乾旱、耐濕澇，不怕酷暑，不懼嚴寒，只要一株立足，即可蔓延成片，適應性極強。沙棘果實營養豐富，是藥食兩用的佳品，享有「世界植物之奇」、「維生素寶庫」的美譽。早在兩千多年前，藏醫名著《月王藥珍》中就記載沙棘的功效：

◀ 註釋　①久痢：指日久不癒的痢疾。　②不瘥：ㄔㄞˋ，痊癒。　③疳蚘：因生蚘蟲造成的面黃肌瘦。
　　　　　④一錢匕：古代量取藥末的器具名，衍生為計量單位，約 3.75 克。

「增強體陽，舒胸，利心臟血脈。」
藏醫學家德斯·桑傑嘉措編寫的《藍琉
璃》中亦有記載：「沙棘性味酸微甘，
大補元氣，增進食欲，流通氣血，增
強體質。」中醫學認為沙棘味酸、澀，
性溫，具有健脾消食、止咳祛痰、活
血散瘀的功效，可用於治療脾虛食少、
食積腹痛、咳嗽痰多、胸痹心痛、瘀
血經閉等症。

　　現代研究表明，沙棘富含維生素
C、脂肪酸、亞油酸、沙棘黃酮等活
性物質和人體所需的氨基酸，具有降
低膽固醇、防治冠心病、祛痰止咳平
喘、防治消化道潰瘍、促進組織再生
和上皮細胞癒合、抗輻射、抗腫瘤等
作用。

沙棘飲

適合脾胃虛弱、消化不良、
咳嗽有痰的人群飲用。

材料／ 新鮮沙棘果 120 克，蜂蜜
適量。

做法／ 先將沙棘果洗乾淨，與適
量礦泉水及蜂蜜一起放入
榨汁機榨汁，倒入玻璃杯
中，即可品飲。

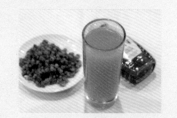

功效／ 本藥茶具有健脾益胃、止
咳祛痰的功效。

沙棘茶

適合咳嗽咳痰、咽燥咽癢、
口乾口渴的人群飲用。

材料／ 沙棘乾 15 克，枸杞子 12 枚，金銀花 12 朵，紅茶 3 克，
蜂蜜適量。

做法／ 將上述材料一起放入壺中，沖入適量開水，靜待 5 分鐘，
濾出茶湯，加入蜂蜜調味，即可品飲。

功效／ 本藥茶具有止咳祛痰、清熱生津的作用。

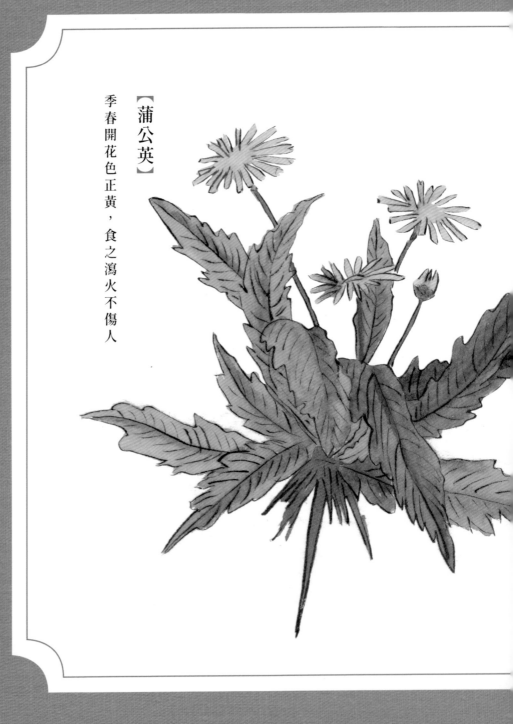

【蒲公英】

季春開花色正黃，食之瀉火不傷人

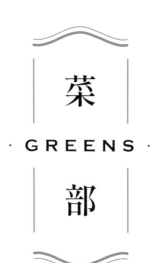

菜
· GREENS ·
部

小茴香

北人重禦冬，菜菇多旨蓄。芥美在霜根，下體甲諸蔌。
秋膾用多餘，瀹湯殺其酷。薤料糝屢加，茴香與椒目。
實之大小罌，卵鹽相滲漉。封口水泥堅，芬馨甕中複。
一閉天地房，氤氳曆涼燠。出之佐齊豉，辛脆宜糜粥。

—— 清 · 屈大均《閉甕菜》

　　詩人在詩中描寫了北方「閉甕菜」的醃製方法及其味道。詩中寫道：北方人重視抵禦冬天的饑寒，把蔬菜做成美味的食品加以貯藏。芥菜的美味在於它那雪白的根，秋天做肉類佳餚剩下的芥菜，先用熱水煮一下去除其辣味。多加一些香料，如小茴香和花椒。把芥菜根裝到罈子中，撒上大粒的鹽拌勻。用水和泥將罈口封閉嚴實，讓它在罈中慢慢發酵變成美味。把罈子放入地窖中，讓它經歷冷暖變換。等到開罈的時候，配上豆豉稍炒製一番，味道辛香甜脆，和粥一起食用，甚是美味。詩中用小茴香作為醃製鹹菜的一種佐料，可以使鹹菜有一定的溫性，更適合冬天食用。

特別適合經常寒凝痛經的女性食用。具有散寒止痛、理氣和胃的功效。常用於治療寒疝腹痛、睪丸偏墜、痛經、小腹冷痛、脘腹脹痛、食少吐瀉等病症

◀ 註釋　①菽：ㄙㄨˋ，蔬菜。②瀹：ㄩㄝˋ，煮。③糝：ㄙㄢˇ，加入。④罌：一ㄥ，小口大肚的瓶子。⑤氤氳：一ㄣ ㄩㄣ，煙雲迷漫。⑥燠：ㄠˋ，暑熱。

小茴香是傘形科植物茴香的乾燥成熟果實，具有特異的香氣，是日常生活中常用的烹調佐料。小茴香味辛、性溫，具有散寒止痛、理氣和胃的功效，常用於治療寒疝腹痛、睾丸偏墜、痛經、小腹冷痛、脘腹脹痛、食少吐瀉等病症。唐代《新修本草》中記載：「茴香善主一切諸氣，為溫中散寒、立行諸氣之要品。」《隨息居飲食譜》中記載小茴香「調中開胃、止痛散寒……肴饌所宜，制魚肉腥燥、冷滯諸毒」。可見小茴香做菜餚具有其獨特的優勢，不僅如此，小茴香泡水喝也能袪除身體內的寒氣，暖胃又暖宮，特別適合經常寒凝痛經的女性食用。

小茴香紅茶

適合消化不良、胃腸脹氣、腹冷疼痛、宮寒痛經的人群飲用。

材料／ 小茴香 1 克，紅茶 3 克，紅糖適量。

做法／ 將小茴香、紅茶放入壺中，沖入開水，等待 5 分鐘，濾出茶湯，放入適量紅糖調味，即可品飲。

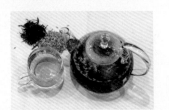

功效／ 本藥茶具有溫腎散寒、和胃理氣的作用。

茴香麥芽茶

適合胃寒冷痛、食欲不振、消化不良的人群飲用。

材料／ 小茴香 1 克，炒麥芽 3 克，山楂 3 片。

做法／ 將上述材料放入壺中，沖入開水，加蓋悶 5 分鐘，濾出茶湯，即可品飲。

功效／ 本藥茶具有健脾消食、散寒止痛的作用。

生薑

詩詞裡的藥草

新芽肌理膩，映日淨如空。
恰似勻妝指，柔尖帶淺紅。

—— 宋・劉子翬《園蔬十詠・子薑》

女性經期食用有助益。具有散寒解表、降逆止嘔等功效，可用於治療風寒感冒、胃寒嘔吐、肺寒咳嗽、解魚蟹毒等

詩人以細膩的筆觸描寫了生薑剛發芽時「子薑」的形態，生動傳神，猶如此物就在眼前一般。看那新芽肌膚紋理，如嬰兒皮膚般細膩，在陽光的映照之下如同透明的一般。這一芽子薑，恰如女人上妝的纖纖細指，看那尖尖的頭上帶著一抹淺紅，透露著幾分靈動。現實生活中，我們看到的剛發新芽的生薑確如詩人描繪的這樣，充滿著生機活力，可見文學創作的靈感往往與生活密不可分。

常言道「冬吃蘿蔔夏吃薑，不用醫生開藥方」，中國老百姓對生薑的熟悉程度是不言而喻的。尤其是燒菜

◀ 註釋　① 劉子翬：宋代心理學家。翬，唸ㄏㄨㄟ。

做飯的人，幾乎每天都要用到生薑，它既能使味道鮮美，又有助於健脾開胃，還可以祛除肉類和魚的腥味。對女性朋友來說，最熟悉的應是月經期的那杯生薑紅糖水。從中醫學來講，生薑味辛，性溫，具有散寒解表、降逆止嘔等功效，可用於治療風寒感冒、胃寒嘔吐、肺寒咳嗽、解魚蟹毒等。《本草綱目》記載生薑「生用發散，熟用和中」。

現代藥理研究表明，生薑提取液對金黃色葡萄球菌、白色葡萄球菌、傷寒桿菌、痢疾桿菌均有明顯抑制作用。此外，生薑具有抗氧化、抗腫瘤作用。

生薑紅糖水

適合風寒感冒，胃寒腹痛，痛經、經血有血塊的人群飲用。

材料／ 生薑6片，紅糖適量。

做法／ 先將生薑洗淨切絲，和紅糖一起放入壺中，沖入適量開水，加蓋悶5分鐘，倒入杯中，即可品飲。

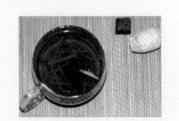

功效／ 本藥茶具有祛寒暖胃、活血通經作用。

生薑陳棗茶

適合胃寒隱痛、脹滿不適、胃口不開的人群飲用。

材料／ 生薑6片，陳皮3克，紅棗3枚。

做法／ 將生薑洗淨切絲，紅棗去核切絲，與陳皮一起放入壺中，沖入適量開水，加蓋悶5分鐘，即可品飲。

功效／ 本藥茶具有祛寒暖胃、健脾行氣的功效。

蒲公英

蒲公草，今地丁也。四時常有花。
花罷，飛絮，絮中有子，落處即生。
所以庭院間亦有者，蓋因風而來也。

—— 宋·唐慎微《證類本草·蒲公草》

一種傳統的野菜，也是清瀉胃火的重要藥草。

可以清熱解毒、消癰散結

此文雖不是詩詞，但依舊很美，把蒲公英，即文中的「蒲公草」描寫得生動活潑，生意盎然。首先明確蒲公草又叫「地丁」，它一年四季都可以開黃色的花，花落之後，那本承載著花朵的柱頭上會出現一個白色絨絨的球，微風吹過，那白色的絨球四散飛起，如柳絮一般在空中飛舞，似是在尋找方向，但又似在享受這風的輕撫。這些白絮中蘊藏著蒲公英的種子，飄落大地便會紮根重生。因此偶爾家裡的庭院裡也會出現幾棵蒲公英，那是因為它隨風而來，靜靜地落在了這裡。

蒲公英是路邊的野草，春天可見漫山遍野的蒲公英，尤其當它黃花開放，或是花謝絨球起的時候，甚是美麗。鮮嫩的蒲公英是一種傳統的野菜，是餐桌上的美味佳餚。但是很多人不知道它的用法，陳士鐸《本草新編》中記載：「蒲公英，至賤而有大功，惜世人不知用之。蒲公英亦瀉胃火之藥，但其氣甚平，既能瀉火，又不損土，可以長服久服而無礙。凡系陽明之火起者，俱可大劑服之，火退而胃氣自生。」蒲公英很常見，除了清熱解毒、消癰散結的作用，還是清瀉胃火的要藥。它既能瀉火，但又不傷脾土，可以長期服用。如果見到陽明熱盛之徵象，可以大劑量使用，火熱之氣退盡後，胃氣便能升化出來。

現代研究發現，蒲公英全草含蒲公英甾醇、膽鹼、菊糖、果膠等，有較強的殺菌作用。

蒲公英檸檬茶

適合咽喉腫痛、胃火牙痛、口氣較重、口渴咽乾的人群飲用。

材料／　蒲公英 3 克，檸檬 1 片，冰糖適量。

做法／　將蒲公英與冰糖一起放入壺中，用開水沖泡，等待 5 分鐘左右，濾出茶湯，加入檸檬片，即可品飲。

功效／　本藥茶具有清瀉胃熱、涼血生津的功效。

菜部

213

蒲公英玫瑰茶

適合肝胃火旺、胃脘氣痛、月經不調、經前乳脹的女性人群飲用。

材料／　蒲公英 3 克，玫瑰花 6 朵，陳皮 3 克。

做法／　蒲公英、玫瑰花、陳皮一起放入壺中，用開水沖泡，加蓋悶 5 分鐘，濾出茶湯，即可品飲。

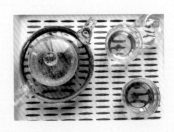

功效／　本藥茶具有清熱養胃、疏肝理氣的功效。

靈

芝

涼風蕭兮白露滋。木感氣兮條葉辭。
臨淥水兮登崇基。折秋華兮采靈芝。
尋永歸兮贈所思。感離隔兮會無期。
伊鬱悒兮情不怡。

——三國·曹植《離友詩·其二》

《禮記》雲：「孟秋之月……涼風至，白露降，寒蟬鳴……季秋之月……草木黃落，乃伐薪為炭。」詩中描寫了與此類似的景象：秋風蕭瑟，白露滿山，草木感受到其所攜帶的肅殺之氣，逐漸由榮轉衰。對人來說這卻是個遊歷江河、攀登崇山峻嶺的好時候，沿途還可以採摘秋花和靈芝，贈給所思之人。這同時也是別離的日子，這一次分別，不知何時能夠再相見？生在亂世之中，大概便是後會無期吧！雖說世間沒有不散的筵席，只是這怎麼能不令人傷感呢？

靈芝又叫神芝、芝草、瑞草、仙為珍貴的中藥材。具有補氣安神、止咳平喘之功效，中醫常用於治療心神不寧、失眠心悸、肺虛咳喘、虛勞短氣、不思飲食等症

◀ 註釋　①悒：一、，憂鬱不安。

草等，象徵著吉祥、如意、美好、長壽，在中國有著數千年的藥用歷史，屬於珍貴的傳統中藥材。靈芝味甘、苦，性平，具有補氣安神、止咳平喘之功效，中醫常用於治療心神不寧、失眠心悸、肺虛咳喘、虛勞短氣、不思飲食等症。《本草綱目》中記載靈芝：「無毒，主治胸中結，益心氣，補中，增智慧，不忘。久食輕身不老，延年神仙。」

現代研究表明，靈芝有抗血栓形成、改善高血脂、提高免疫力、保肝護肝以及改善睡眠等作用，靈芝對神經衰弱、高脂血症、冠心病、心絞痛、心律失常、高原不適、肝炎、氣管炎等有不同程度的療效。

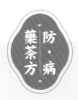

靈芝甘棗茶

適合神疲乏力、心神不寧、失眠多夢的人群飲用。

材料／ 靈芝3片，甘草3克，紅棗3枚。

做法／ 先將紅棗洗淨，去核切絲，然後與靈芝、甘草放入壺中，沖入適量開水，等待5分鐘，濾出茶湯，即可品飲。

功效／ 本藥茶具有補虛強身、安神定志的功效。

靈芝參耆茶

適合氣短乏力、心神不寧、失眠健忘的人群飲用。

材料／ 靈芝3片，西洋參6片，黃耆6片。

做法／ 將靈芝、西洋參、黃耆一起放入玻璃杯中，加入開水沖泡，等待5分鐘，即可品飲。

功效／ 本藥茶具有補氣健脾、滋陰安神的功效。

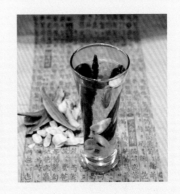

【蜂蜜】

甘潤可以泄澤養正

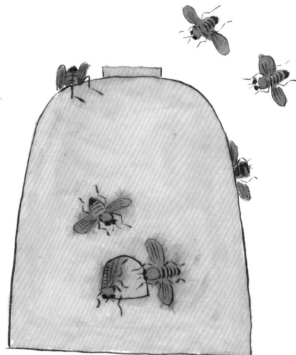

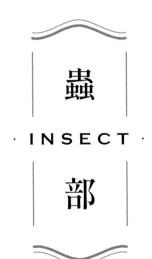

蟲

· INSECT ·

部

蜂蜜

詩 詞 裡 的 藥 草

咀嚼華滋，釀以為蜜。
自然靈化，莫識其術。
散似甘露，凝如割肪。
冰鮮玉潤，髓滑蘭香。
窮味之美，極甜之長。
百藥須之以諧和，
扁鵲得之而術良，
靈娥禦之以豔顏。

——晉·郭璞《蜜蜂賦》

力、保護心血管的作用

具有補中、潤燥、止痛、解毒的作用。用於脘腹虛痛、肺燥乾咳、腸燥便秘；外治瘡瘍不斂，水火燙傷。還具有護膚美容、抗菌消炎、促進組織再生、促進消化、提高免疫

這是詩人為蜂蜜寫的一首讚歌。蜜蜂們反復加工採來的蜜汁，將它釀成蜂蜜。散開的蜂蜜好似甘露，凝結後像凍脂一樣，猶如明潔的雪塊和鮮潤的玉石，有蘭花的芳香，味美甘甜到極點。詩文的前半段主要描寫了蜂蜜的色美和味甜。「百藥須之以諧和，扁鵲得之而術良，靈娥禦之以豔顏」，則介紹了蜂蜜的作用——調和百藥，使藥效更好，就算神醫扁鵲用了它，醫術也會有精進，仙女們還用它來美容養顏，使容顏不老。

中國是世界上較早馴化蜜蜂的國家之一，早在漢代已作為普遍的飲

品，距今已有幾千年的歷史了。蜂蜜味甘，性平，具有補中、潤燥、止痛、解毒的作用，用於脘腹虛痛、肺燥乾咳、腸燥便秘；外治瘡瘍不斂，水火燙傷。《神農本草經》記載蜂蜜「安五臟，益氣補中，止痛解毒，除百病，和百藥，久服輕身延年」。《本草綱目》言蜂蜜「和營衛，潤臟腑，通三焦，調脾胃」。

現代研究認為，蜂蜜中含有百分之七十左右的葡萄糖和果糖，還含有蛋白質、無機鹽、有機酸等物質。具有護膚美容、抗菌消炎、促進組織再生、促進消化、提高免疫力、保護心血管的作用。

蜂蜜檸檬飲

適合乾咳無痰、食欲不振、口渴咽乾、大便乾結的人群飲用。

材料／ 蜂蜜 3 勺，檸檬 1 片。

做法／ 將蜂蜜、檸檬放入杯中，沖入 75℃ 左右的適量溫水，攪拌均勻，即可品飲。

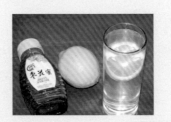

功效／ 本藥茶具有補中潤燥、開胃生津的功效。

蜂蜜番茄汁

適合熱病煩渴、中暑口渴、消化不良、大便乾結的人群飲用。

材料／ 蜂蜜 3 勺，番茄 3 個。

做法／ 先將番茄洗淨，放入榨汁機中榨汁，將榨好的番茄汁倒入玻璃杯中，調入蜂蜜，攪拌均勻，即可品飲。

功效／ 本藥茶具有生津止渴、健胃消食、潤腸通便的功效。

國家圖書館出版品預行編目 (CIP) 資料

防病藥茶：常喝 100 種傳統藥草茶，喝出免疫力與自癒力 / 陳永燦著 . -- 初版 .
-- 新北市：幸福文化出版社出版：遠足文化事業股份有限公司發行 , 2021.03
　面；　公分 . -- (健康養生區 Healthy Living；16)
ISBN 978-986-5536-40-4(平裝)

1. 中藥材 2. 茶食譜 3. 養生

414.34　　　　　　　　　　　　　　　　　110000230

健康養生區 Healthy Living 016

防病藥茶

常喝 100 種傳統藥草茶，喝出免疫力與自癒力

主　　編：陳永燦
編　　著：許琳、王恒蒼、吳娟娟、袁玉霞、黃露寧
責任編輯：梁淑玲
封面設計：耶麗米工作室
內頁設計：王氏研創藝術有限公司

總 編 輯：林麗文
副 　 總 　 編：梁淑玲、黃佳燕
主　　編：高佩琳、賴秉薇、蕭歆儀
行銷總監：祝子慧
行銷企劃：林彥伶、朱妍靜

出　　版：幸福文化 / 遠足文化事業股份有限公司
地　　址：231 新北市新店區民權路108-3 號8 樓
網　　址：https://www.facebook.com/
　　　　　happinessbookrep/
電　　話：(02) 2218-1417
傳　　真：(02) 2218-8057

發　　行：遠足文化事業股份有限公司（ 讀書共和國出版集團）
地　　址：231 新北市新店區民權路 108-2 號 9 樓
電　　話：(02) 2218-1417
傳　　真：(02) 2218-1142
電　　郵：service@bookrep.com.tw
郵撥帳號：19504465
客服電話：0800-221-029
網　　址：www.bookrep.com.tw

法律顧問：華洋法律事務所 蘇文生律師
印　　刷：通南彩色印刷公司
電　　話：(02) 2221-3532

初版三刷：2023 年 7 月
定　　價：420 元